わが子を病気知らずのアルカリ性体質にする食事法

出産・子育て！
名医が教える
子供にとって最高の
腸内細菌の育て方

歯学博士・小峰歯科医院理事長
小峰一雄
Kazuo Komine

YUSABUL

目次

はじめに

私はこれまで、おもに二つのテーマをライフワークとして取り組んできました。

一つは、決して少なくない問題を抱える、自分の専門である歯科界の改革です。

そしてもう一つは、すべからく人が栄養を取り込むために行う〝口腔から食べる〟という行為と最も密接な診療に携わる歯科医だからこそ知り得る、健康的な食生活への改善です。

ところが今回、そんな私が一見まったく別のテーマである、妊娠・出産・育児に関する本を執筆するとは、さぞや多くの方が驚かれていることでしょう。かくいう私自身が最も驚いているかもしれません。

きっかけは、アメリカの女性小児科医であるジャッキー・ブッセ先生との出会いでした。

私はかねてより、食事とそれが健康に与える影響についての研究における最先進国であるアメリカの学会まで出向いて、最新の栄養療法を学び、かつ多くの医師・

研究者の知己を得てきましたが、その中でも彼女との出会いは最も衝撃的であり、私に新たな世界について目覚めさせてくれたのです。それは小児科医ならではの視点と見識で、おもに0歳～3歳までの小児期における食生活や生活環境が将来の健康に大きく影響するという内容でした。

例えば、大人になって将来的に起こるであろう動脈硬化症のリスクが、すでに3歳までにファッティ・ストリーク（Fatty Streaks＝脂肪のスジ）として血管内に見つかるといいます。（※巻末参考文献①参照）また、将来的にがんになる体質も3歳までにその兆候が現れるそうです。これらは確かに肉類などの動物性タンパク質や乳製品の摂取割合の高いアメリカの食生活では十分に考えられることです。そんなジャッキー先生の説を踏まえ、いろいろな文献を調べると、幼少期に果物、野菜などのアルカリ性食品（＝抗酸化物質）をたくさん摂っていると、それらのリスクが明らかに低いことが実証されていました。（※巻末参考文献②参照）

以来、ジャッキー先生の薫陶を受ける形で、将来的な健康を見据えての、小児期の子供たちの食生活を中心とした生活習慣などに関心を持つようになったわけですが、ここでそれだけでは説明のつかない問題に突き当たることになり、もう一つの大きなテーマが浮上してきました。

それが腸内細菌です。

例えば、幼稚園の歯科検診などで、まだ幼少期の子供たちには虫歯が少ないのが常識ですが、そんな中で少数の虫歯がある子供は極端にその本数が多いのが特徴でした。また、そんな子供たちは他にもいろいろな問題を抱えていることにも気づきました。虫歯の他にアレルギー（アトピー性皮膚炎等）や様々な病気を有していたのです。私はそこで免疫力の低さと甘いもの好き等の食事の問題を最初から疑ったのですが、それに当てはまらない子供が少なくありませんでした。

また、「性格」の問題もありました。特に印象的だったのは、恐怖心が強すぎるあまり、歯の検診を拒む子供が多かったこと。同じように気性が荒く、キレやすかったりといった感情的な性格の子供には虫歯が多く、逆に虫歯のない子供は穏やかな性格が特徴でした。一体、子供のこの性格の差には何が影響しているのか？以前から虫歯が多いのも、感情的に起伏が激しいのも、甘いもの（砂糖）が原因だと考えていましたが、どうやらそれだけではないようです。

そう、実はこれらに大きく関わっていたのが、腸内細菌だったのです。

友人の消化器内科医の城谷昌彦先生も以前より『腸内細菌が喜ぶ生き方』他、多くの著書で書かれていますが、腸内細菌が乱れている人は感情も乱れているのが特徴であり、昔から「腹が立つ」「はらわたが煮えくり返る」などというように、腸は〝第二の脳〟と呼ばれるほど人間の感情に直結していました。また、潰瘍性大腸炎の治療などで便移植をすることがありますが、その際に性格の穏やかな人の便だとうまくいくことが多いといい、逆に気性の激しい人の便を移植しても病気が治らないようです。

このように腸内細菌は、一般的には見過ごされがちですが、人の健康のみならず性格をも左右する重要な存在であり、おもにその人を産んでくれた母親からよい形で受け継ぎ定着させることが、生涯の健康を維持するのに最もよいとされています。そして当然、その腸内細菌を形づくるのは、母親がその間、何を食べたかによるわけです。

さて、ここまで読んでいただいた方はもうおわかりかとは思いますが、〝妊娠・出産・育児〟ということで一見目新しいものに見えながら、実は本書も私のライフワークである〝食事と健康〟、そして〝アルカリ性体質の重要性〟をその核に置いたものです。母親が妊娠期により正しいものを食べることでお腹の中の赤ちゃんによい腸内細菌を伝え、子供は小児期により正しい手段・分量で野菜や果物といったアルカリ性食品を食べることによって体をアルカリ性体質化し、子供がかかり易い病気はもちろん、がんや糖尿病、感染症など、将来的に心配される病気になる因子を駆逐する……こうして多くのお母さんたちに、生涯健康なお子さんを産み育てていただきたいと願っています。

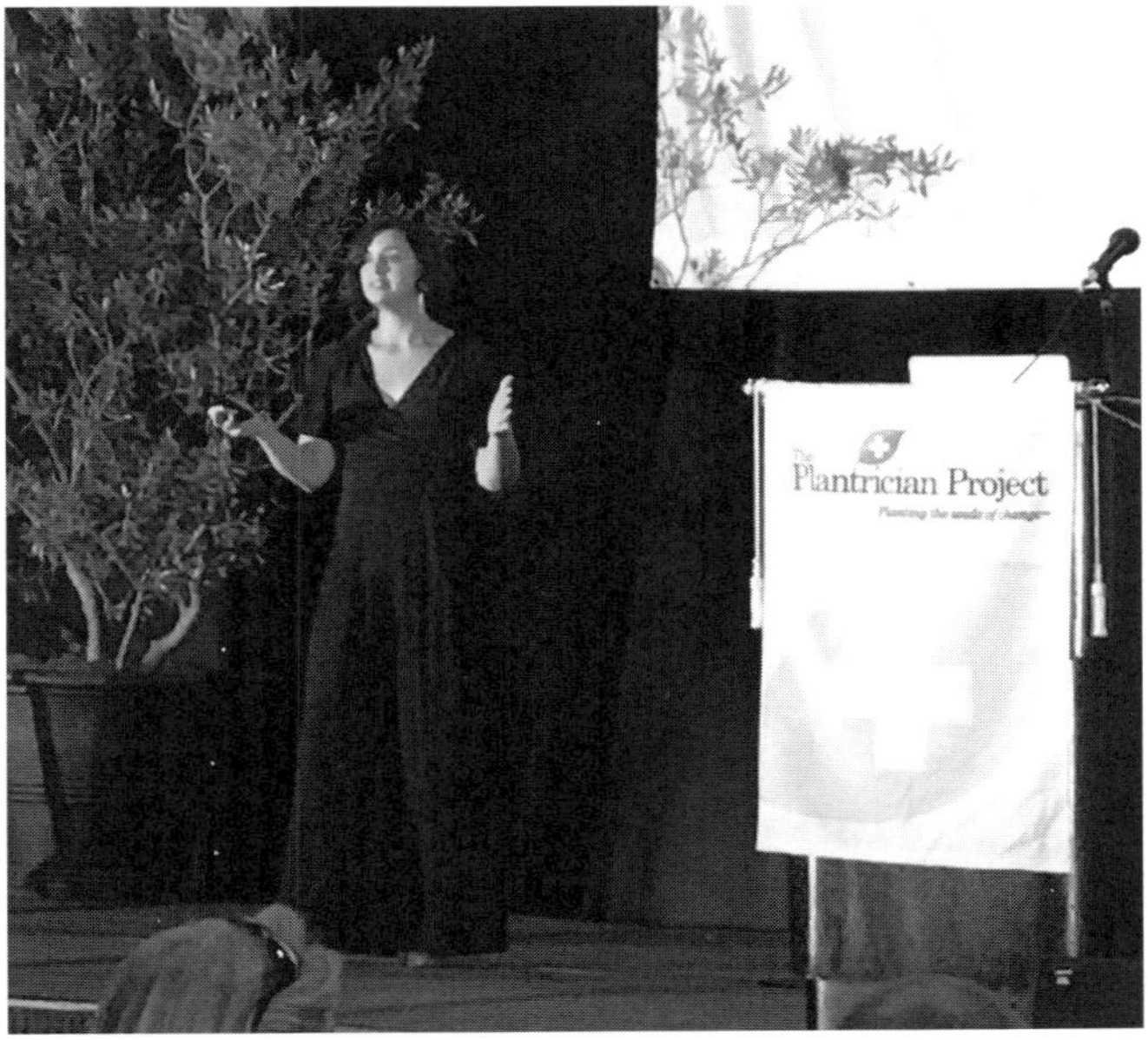

「健康な子供は健康な大人になります～小児科における最適栄養と疾病予防」壇上でスピーチするジャッキー先生
International Plant Based Nutrition Healthcare Conference September 24,2019

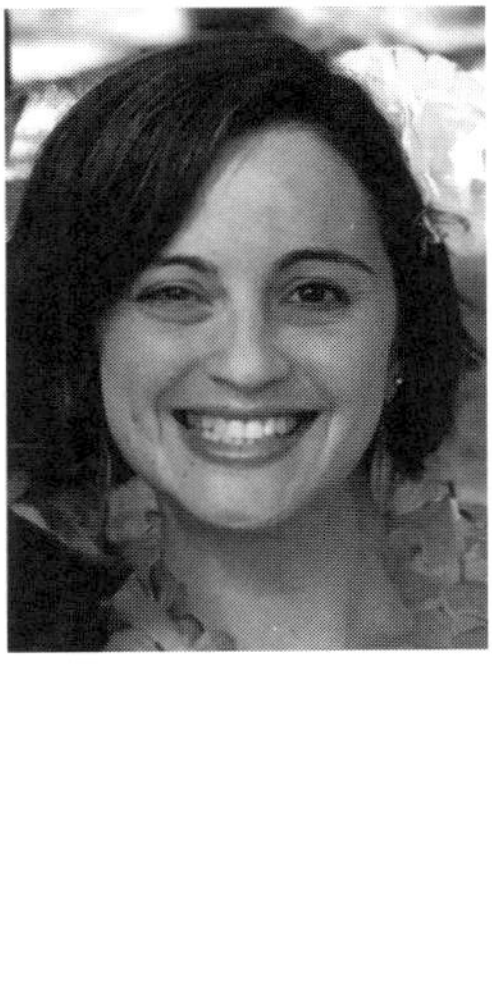

ジャッキー・ブッセ先生
(Jackie Busse, MD, FAAP)近影

装幀　米谷テツヤ
本文デザイン　白根美和
本文イラスト　新井潤平
著者近影写真　山田浩一郎

◉序章

妊娠

❶妊娠しやすい環境

昨今、以前に比べて結婚に対する価値観は多様化してきているでしょうが、いつかは子供が欲しいと思っているご夫婦は少なくないでしょう。しかし、ただ単にセックスをすれば必ず妊娠するというものではありません。

さすがに最近はそういうこともなくなりましたが、実は私がまだ若い頃、妊娠に関する相談をたくさん受けたものです。おそらく私自身が4人の子を持つ父親だったからでしょう。

それでは、そんな私の経験を踏まえつつ、妊娠しやすい環境から、その後の健康的な妊娠・産後生活、そして健康的な赤ちゃんの育成に役立つことまで説明していきたいと思います。

なお、今回の妊娠に関する指導・助言は、ごく一般的な健康状態にありながら、なかなか妊娠が叶わないという男女を対象としたものです。特殊な体質や疾病をお持ちの方についてはこの限りではありませんので、あらかじめご了承ください。

⑴ 体温上昇

私と妻の間の最初の妊娠は、残念ながら流産してしまいました。その後3年間にも渡って妊娠しなかったのですが、ほぼ諦めかけた頃、ついに妊娠することができたのです。それはもう嬉しかったことを覚えています。それから次々と4人の子供に恵まれると、その後身内からも、なかなか子供ができないと相談を受ける中、奇跡的ともいえる出来事がありました。

当時、私は台湾と縁があり、よく向こうへ行っていたのですが、そのとき現地で用いられている妊娠を可能にするという漢方薬の存在を教えてもらったのです。そこで私は早速、不妊に悩んでいる従姉妹にその漢方薬を紹介しました。すると驚いたことにそれを服用後、彼女はすぐに妊娠したのです。当時の記憶では、その漢方薬は体温を上昇させる作用があると聞いていました。

すでに世の中では、一般的に葛根湯という漢方薬が体温を上げるといわれていましたが、その漢方薬は当時台湾で、あくまで妊娠を目的としたものとして入手してきたわけです。ただしこのとき、私は完成品ではなく原材料のみを現地で購入し、帰国後に樽に入れて自分で調合・作製しました。もちろん自分でも服用しましたが、本当にポカポカと体が温まったことを覚えています。

これは基本的に体温を上げるというよりは血流改善の主効果だと思われます。現実に3万6千人の女性を対象にした実態調査では、体温が36℃以下の人が4割近くにも上ったそうです。一般的に体温の低い人は血流が悪いといわれています。

今思えば、歯科医師としての長い臨床経験で、お子さんを授かりやすい人と授かりにくい人の違いも感じるようになっていたようです。もちろん、たとえば男性における無精子症や、女性における卵巣機能不全などを有しているというわけではなく、ごく普通の健康状態（この場合、西洋医学的不妊検査で異常が認められない人を指す）にありながら妊娠しない人たちも少なくありませんでした。そこで私は当時、漢方薬の経験も踏まえて体温上昇の方法を教えていました。その頃は私自身も体温が低かったので、自らのためにも体温上昇について模索し、私なりの『体温上昇プログラム』を完成させたのです。その結果、当初35・5℃以下だったのが最終的には36・7℃にまで達することができました。それからもう20年以上が経ちますが、本当に健康になったと感じています。風邪ひとつひかなくなったのです。

またそれに加えて、ここ5年ぐらいは毎日ウォーキングをしています。すると体温がさらに上昇し、現在は平熱が37℃を超えるようになりました。これ以外にも、日常臨床で患者さんと接している中で、体温の高い人は明らかに健康で、そうでない人ほど不健康と感じていました。

あくまで妊娠と体温上昇の相関関係は、私の経験則上のものであり明確なエビデンスはありませんが、少なくとも明らかに健康状態の改善には何らかの効果があります。皆さんもぜひお試しください。

●ラオスでの体験

私は長年、ラオスで歯科ボランティア活動を行ってきましたが、その中でも、この体温と健康の関連性について大いに思い当たる体験がありました。

ラオスの田舎で歯科診療を行い現地の人々と、そして並行して都会の首都ビエンチャンでもいろいろな人々と交流したわけですが、そこで気づいたのは、田舎暮らしの人々と都会に住む人々では、その健康状態に明らかな違いがあるということ。田舎と比べて都会では、日本と同じように便秘やアレルギー、肥満や高血圧症などの生活習慣病が増加しつつあったのです。一方の田舎では現在に至るもそのような病気はほとんど存在しません。これは、田舎では未だに冷蔵庫やエアコンのない生活を送っているのに比べ、都会では逆にほぼ日本と同じ現代的・人工的な生活習慣になっていることに起因しているものと考えられるのです。そこでもしかして……と考えた私は、現地の医学生に調査を依頼したところ、案の定、田舎の人々の体温は高く、都会の人々はそうではないという結果を得たのでした。

この体験からもわかるとおり、体温の高いカップルほど健康的であり、従ってより妊娠しやすいものと考えられるのです。その他にも、実は当歯科医院には、「妊娠中は歯を削る治療は避けたいから」「つわり等で食べられるものに制限ができた場合の、歯の成長に必要な栄養素についての相談」などの理由で、妊娠前後の女性患者さんの来院が多いのですが、その方々を実際に診察しながら、日常的に妊娠中

体温上昇プログラム

「低体温は万病の元」…患者のほとんどが低体温です。がん予防・歯周病予防のために体温を上昇させましょう！　下記の要領で体温を上げてください。体温を上昇させると免疫力が上がり、健康体になります。

体温上昇プログラム

❶食事

- 温かい食事を摂る
- 野菜は最初にたくさん摂る
- 食後は必ず、温かい白湯を飲む（できればお茶でないほうがよい）
- 夏でも冷たい飲みものは避ける

❷エクササイズ

- ウォーキング（最低15分、可能であれば30分以上：有酸素運動）
  ただし、ウォーキングの前に無酸素運動（10メートルの全力疾走、腕立て伏せ、腹筋運動などから、どれか一つ）を実施してから歩く。そうすることで効率よく体温を上げられる
- 日常生活の中においても、中腰姿勢などで太腿の筋肉を鍛える

❸半身浴

- 40℃程度のお湯に30分以上、お腹のあたりまで浸かる（決して肩までお湯に浸からないでください）
- 入浴前に軽く筋トレを行う

❹呼吸法

⑴ 腹式呼吸で5～8秒間かけて鼻から大きく、ゆっくり息を吸う
⑵ 5～8秒間、呼吸を止める
⑶ 5～8秒間かけて口からゆっくり息を吐き出す
⑷ 上記⑴～⑶を15回以上繰り返す

これをできれば半身浴時に実施していただきたい。もちろん、普段やっていただくのもOK。この呼吸法によって副交感神経が豊かになり、精神的に落ち着く（ストレス解消法の一つ）。逆に交感神経の緊張は血管を収縮させるため体温を下げてしまう

❺保温

- 身体を冷やさない（薄着の服装、冷房等）
- 特に下半身は冷やさない（保温性の高い下着やタイツなどを着用）
- 足が冷える方は靴下を2～5枚程度重ね履きする（木綿と絹がよい）
- 就寝時に靴下を履いて寝る（夜中にトイレに起きてしまう方には特にお奨め）
- 寒い季節には襟元を防寒する

❻その他

- 薬剤は体温を下げるので、できるだけ薬は飲まない

医）小峰歯科医院

でも体温の高い人ほど健康であることを感じていました。（※巻末参考文献③参照）

⑵アルカリ性体質

前回、私が上梓した著書『免疫力が上がるアルカリ性体質になる食べ方　すべての病気の原因は酸性体質にあった！』（※巻末参考文献④参照）でも紹介させていただきましたが、pH（ペーハー）7.0以上のアルカリ性体質は超健康体です。身体上のすべての健康に関与しているといってもいいでしょう。ということはすなわち、アルカリ性体質の人ほど妊娠の可能性が高いと考えられます。

その証拠に、日本国内で実施されているかどうかは未確認ですが、海外の不妊治療クリニックでは、精液検査、ホルモン検査、経腟超音波検査、子宮卵管造影検査等に加えて、膣および子宮頸部液のpH検査も行っているようです。そしてその結果、酸性体質と判明した患者にはアルカリ性の食品や栄養補助食品（サプリメント）等を摂取してもらい、膣と子宮頸部の健康的なpHバランスの回復を促しているそうです。（※巻末参考文献⑤参照）

(3) その他

妊娠しやすい環境とは、物理的なものだけを指すわけではありません。

皆さんもオキシトシンという名前を聞いたことがあるかもしれませんが、これは〝愛情のホルモン〟と呼ばれ、この存在も妊娠のお手伝いをしてくれるものと考えられています。

これは私自身が経験し、よく話としても聞くことなのですが、妊娠を希望されているご夫婦が、その友人や知り合いの赤ちゃんと実際に触れ合うと、その後に妊娠が実現するということがよくあるのです。両親の深い愛情に包まれた存在と接し、刺激されることで体内にオキシトシンが分泌され、それが妊娠の成就を促してくれるのではないでしょうか。

❷精子と卵子の最適環境

それでは一口に妊娠しやすい環境とは、どういう状態をいうのでしょうか？　海外のものを含めて様々な文献を調べてみると、やはり体温とアルカリ性環境についての重要性が多く記載されていました。

⑴ 精子と卵子の最適環境の違い

たとえば『Why pH Regulation is So Important For a Healthy Pregnancy』（※巻末参考文献⑥参照）の情報によると、精子は卵子と受精するために膣と子宮頚管を移動する必要があるのですが、膣や子宮頚管が低ｐＨ状態（酸性状態）にあると精子の受精を妨げてしまうといいます。そうならないために排卵中は黄体形成ホルモンが増加し、精子が卵子に到達するようｐＨを上昇（アルカリ化）させているというのです。仮に膣内のｐＨを7.2から8.0までに維持できれば、精子は女性器内で48時間生息できると考えられているようです。

またジェイムソンが著した『ｐＨレベルが妊娠リスク（および予防）にどのように影響するか』によると、本来の膣のｐＨレベルは特別の領域なのです。（※巻末参考文献⑤参照）膣内のｐＨの正常範囲は生殖可能年齢の人では3.8から4.5だといい

（ただし思春期前と閉経後は4.5よりも高くなる）、このわずかに酸性の環境が、実は細菌や酵母の感染から膣を保護するのに役立つのだといいます。

(2) pH（酸とアルカリ）と妊娠の相関関係

一方、精子はpHが7.0から8.5のアルカリ性環境で最もよく機能し、排卵期に分泌される子宮頚管粘液のpHがこれに当たります。また、精液（精子を含む液体）はアルカリ性（pH7.2～pH8.0）であり、これによって膣上部は射精後10秒の間にpH7.2にまで上昇するなど、膣内のpH環境に大きく影響を及ぼします。膣内が酸性環境では精子は長生きできないのです。射精後約30分程度で急速に運動性がなくなり、受精能力が低下します。これらのことからもアルカリ性環境のほうが妊娠しやすいということがおわかりになるでしょう。（※巻末参考文献⑦参照）

以上のことは、昔から常識的に知識としてありましたが、なぜか意外にも日本では広まっていません。私の前著でも書きましたが、やはり日本ではまだまだ酸アルカリと健康の関係が認められていないということなのでしょう。

❸男子・女子の産み分け

男女の産み分けに関しては、色々な俗説や迷信めいたものが存在しています。私のところもかつては続けて女子が生まれたもので、できれば次は男子が生まれることを期待してあれこれと模索し、試したことを覚えています。

そんな中、私が酸アルカリ性食品について研究しているとき、ある論文サイトを見つけました。題して『あなたの男子妊娠を手助けする食事療法』。ここでは男の子を産むための鍵は、女性の体のアルカリ性度を高める食品を食べることであると語られていました。（※巻末参考文献⑧参照）

これは、アルカリ性度の高い食品の摂取は男の子を妊娠するのに最適な高アルカリ環境を作り出すと説くもので、確かに私の周囲を見回した場合の経験的にも、肉食が大好きな（高酸性）女性は女子の出産が多く、対して菜食系（高アルカリ性）の女性は男子の出産が多い気がしていました。

もちろんそれはあくまで印象的なものであり、正確なデータを取っていたわけではありませんが、正式な研究論文はないものの、ネット上などでもアルカリ性食品の摂取で男子妊娠を成し遂げた等、多くの実体験を見ることができます。

ただ現実には、日本の食生活においては酸性食品が8割、アルカリ性食品が2割というのが一般的なので、相当に強く意識しないと実現は難しいかもしれません(ちなみにドイツにおいては逆に、アルカリ性食品を8割、酸性食品を2割の食生活を推奨しています)。

それでは参考までに、過去には次のような産み分け法もあったことを紹介させていただきましょう。

過去に提唱された産み分け法の例

①シェトルズ法

1960年代にランドラム・B・シェトルズ博士によって提唱されたこの方法は、男子か女子のどちらかを産む確率を上げるために性交のタイミングに注目するものでした。この方法ではカップルは女性の排卵日とその翌日以降(最大3日間)にセックスをする必要があるとしています。また、月経と排卵の間のセックスは避けなければならないといい、これは男子を産む精子の泳ぐ速さに着目し、卵子が放出されるときに、男子を産む精子が女子を産む精子よりも卵子の近くにいるようにするためであるとした独特の説でした。

②ウィーラン法

エリザベス・ウィーランによって有名になったこの方法は、男子を産むためにシェトルズ法とは正反対のアドバイスをしています。基礎体温（体が休んでいるとき）を数ヶ月間記録し、排卵日を知ったあと、男子を望むなら排卵日の4～6日前にセックスをするべきだというのがウィーラン・メソッドでした。

③ベビーダスト法

微生物学者キャサリン・テイラーによって考案されたこの方法は、男子を産む確率を高めるために、厳格なセックス・スケジュールに従って行われます。まず女性は妊娠を試みる前に、少なくとも3ヶ月間、1日2回、黄体形成ホルモン（排卵を誘発するホルモン）を測定する必要があります。これは家庭用排卵検査キットで行うことができます。そしてできるだけ排卵日に近い時期にセックスをし、排卵日の2〜3日前は避けて、男子を妊娠させるというものでした。

④ホートン理論

男子が欲しいのなら、セックスの回数を減らしなさいと唱えたものです。その意図は「セックスの回数が少ないと、その間にパートナーの精子数が多くなる。男子を産む精子は女性を産む精子ほど強くないと考えられているので、精子の数が多いほど男性精子が女性精子よりも先に卵子と受精する可能性が高い」というわけです。

このように、中にはその理論の根拠が疑わしいものも少なくなく、今現在はほとんど実践されていない産み分け法が多いですが、それでも「どうしても男の子がほしい」「次は必ず女の子を」という、それぞれのたっての願いと想いが、これらの説を生み出す土壌となったのでしょう。それだけわが子に対する思い入れは、いつの世も普遍だといえるのかもしれません。

◉第1章

妊娠中

❶将来の健康な歯を育てるために！

私は歯科医ですので、本書籍において、まずは歯科医師ならではの情報を公開させていただきたいと思います。当然多くの親が、生まれてくるわが子に健康な歯が生えてくることを望んでおられることでしょう。そこで妊娠中にできる健康な歯を育てる方法をご紹介させていただきます。

(1) 乳歯と永久歯の歯胚（歯の芽）

ご存知のとおり、乳歯と永久歯は異なります。乳歯は妊娠2ヶ月の終わりである7週から10週にかけて、続いて永久歯が10週頃からでき始めます。そのまま順調に育ってくれればよいのですが、ここでひとつ問題が生じます。

それはその時期に始まる「つわり」です。

妊婦さんが「つわり」で食事が摂れなくなるという話をよく聞かれるかと思いますが、さらに私の娘が妊娠したとき実際に、実は「つわり」は妊婦さんそれぞれ皆さんで状態が異なることを知りました。言い換えれば、妊娠中に食べられるものが皆さんそれぞれで異なるということです。

そこで、乳歯や永久歯の健康な形成において必要な栄養素を説明しますので、それぞれの栄養素を含む食材を、皆さんの「つわり」に合わせて、食べられるものを選んで食べていただければと思います。

歯の形成に必要な栄養素とは、タンパク質、リン、カルシウム、ビタミンA、ビタミンC、ビタミンD、ビタミンE、ビタミンKとなります。これらは歯の育成に必須であり、それぞれ以下のように役立っているのです。

●タンパク質…歯胚（歯胚とは最初の歯の素）

●リン…歯胚の石灰化（歯とはリンとカルシウムが結合したもの。これを石灰化という）

●カルシウム…歯胚の石灰化（前記に同じ）

●ビタミンA…エナメル質（エナメル質を作るのにビタミンAが必要。不足すると

弱いエナメル質になってしまい、一般的には虫歯になりやすいといわれている）

●ビタミンC…象牙質（象牙質を作るのにビタミンCが必要。不足すると弱い象牙質になってしまう）

●ビタミンD…石灰化の促進（エナメル質や象牙質の石灰化を助ける）

●ビタミンE…石灰化の促進（前記に同じ）

●ビタミンK…石灰化の促進（前記に同じ）

それでは、これらの栄養素を含む食材を紹介したいと思います。前述のように「つわり」は、皆さん個人個人で異なるので、次ページの表の中から選んで食べていただければよいでしょう。

〈参考ひとくちメモ〉

そもそも「つわり」は、なぜ起こるのか？　一説では胎児が嫌うものが「つわり」となって表れ、お母さんに食べないでと訴える合図であるといいます。またさらに、

各栄養素の分析表

歯を育てる栄養素	
タンパク質	植物性タンパク
リン	特別の意識の必要なし その理由…Ca(カルシウム):P(リン)＝2.5:1の比率のため
カルシウム	海藻類
ビタミンA	海苔、緑黄色野菜
ビタミンC	果物
ビタミンD	キノコ類
ビタミンE	ナッツ類、アボカド、ブロッコリー
ビタミンK	藻類、野菜類、豆類、納豆

「つわり」の酷かったお母さんの出生児は敏感で優れた才能児が多いという説まであったりしますが、実際には今のところ「つわり」の機序は不明であり、①有害物排除説、②ホルモン（P）急上昇説、③ケトン体必要説、④K（カリウム）、Mg（マグネシウム）低下説…等がいわれています。

(2) 妊娠中の健康的な歯の育て方

歯の成長生育には前述の栄養が欠かせませんが、実はその逆に、不要なものも存在します。

私も初めて聞いたときは「まさか!?」と思いましたが、実はアメリカの学会で「妊娠中に母親が食べたものを、胎児（赤ちゃん）も好むようになる」という発表がなされました。（※巻末参考文献⑨参照）従って、母親は赤ちゃんのためにも虫歯を作りやすい食べ物は食べないようにしていただきたいということになります。

また、妊娠中に母親が新たに虫歯になると、赤ちゃんも虫歯ができやすい体質になるといいます。（※巻末参考文献⑩参照）確かに、妊娠中に「つわり」の影響でどうしても甘いものを食べてしまうという人は多いようですが、このように妊娠中の女性の歯科衛生（口腔の健康）と食事が胎児の乳歯の発達に重要な役割を果たしているわけで、十分な注意が必要ということになるでしょう。

❷妊娠中の歯科治療

日本では一般的に「妊娠中に歯科治療をしましょう！」といわれています。私はそのことに反対しているわけではありませんが、一番大事なのはその治療の過程において胎児に与える影響を考慮していただきたいということです。

(1)妊娠中の歯科疾患

妊娠中は、普段とは体調も違いますし、体に影響を与える環境も異なってきます。代表的なのが「妊娠性歯肉炎」だと考えられます。また「つわり」等で食事の好みが変わることも多く、この影響で胎児に虫歯ができやすくなることも多いのです。

●妊娠性歯肉炎

妊娠性歯肉炎は、各国々により若干状況は異なりますが、妊娠中の女性の60～75％が患っています。（※巻末参考文献⑪参照）その原因は妊娠中にホルモン（エストロゲン・プロゲステロン）の変化によって炎症が起こりやすくなっているからとされています。もちろん、中には歯肉炎にならない人もいますので、ホルモンの変化のみではなく、「つわり」等で生じる食生活の変化が最初のきっかけかもしれません。

私の臨床経験では、やはり砂糖を含む炭水化物の摂取量を減らすと、歯肉炎が軽症化していました。理由としては、口内の細菌にとって唯一餌になるのが炭水化物で、炭水化物をたくさん食べる人ほど口内に菌が増え歯肉炎を発症するからです。

また、近年のコロナ騒ぎでマスクをしている人たちは、たとえ子供であってもかなりの確率で歯肉炎を発症しています。その原因は、どうしてもマスクをすることで息苦しくなり、本来なら鼻呼吸が望ましいところ、口呼吸になってしまうからです。その結果、口内に棲んでいる菌のうち、好気性菌（酸素を好む菌）が増えてしまうのです。好気性菌は炎症を起こしやすくし、それが歯肉炎発症へとつながるのです。そのせいで最近は子供たちまで口臭が強くなってしまっています。特に四六時中マスクを着用している人に至っては、かなり高い確率で歯肉炎を起こしています。対策としては、極力マスクをしないこと、炭水化物の摂取量を減らすことであり、口内に棲む菌を元の嫌気性菌（酸素を嫌う菌）に戻すのも効果があるかもしれません。

●妊娠性虫歯

本来、虫歯になる原因は5つあります。

①血糖値の急上昇（＝甘いものを食べる）
②ストレス

③運動不足
④薬剤服用
⑤栄養不足

とされていますが、妊娠中は特にこの中のストレス、運動不足に加えて「つわり」による栄養不足を起こし、ついつい甘いものを食べてしまう（血糖値の急上昇）という悪循環が起こり得ます。妊娠中も極力それらの状態を回避することで、虫歯を遠ざけるよう心がけましょう。

⑵やってはいけない歯科治療

妊娠中において、特にやってはいけないのが薬剤使用です。緊急時を除き、できるだけ避けるようにしましょう。そして観血処置(血を観る処置：歯石除去、抜歯、手術等）といって出血させる治療も怖いです。これらは血液中に細菌が入り込み全身に回ってしまう菌血症を引き起こすので、妊娠時以外でも極力避けるべきです。

つまり歯を抜くのはそれだけの危険を伴う行為であるということです。実際、日本赤十字社のホームページをご覧になっていただくと、歯科医院で治療を受けた人は3日間は献血ができないと記されています。バイ菌だらけの血液を他の患者に輸血するわけにはいかないからです。

●抗生物質

歯科界の常識としては、抗生物質（テトラサイクリン・ミノサイクリン・オキシテトラサイクリン・ドキシサイクリンなど）は、赤ちゃんの歯の成長を妨げたり、歯の硬化を妨げて虫歯になりやすくするものとされています。また、生まれながらに着色された歯が生えてくるという弊害もあります。これは一般的には「テトラサイクリン歯」といって、抗生物質の影響で歯の表面のエナメル質がうまく成長できなかったことにより、最初から茶色く変色した歯が生えてきてしまうわけです。この状態になった患者さんを診察室で見ることは多く、それだけその母親たちが妊娠時に抗生物質を飲まされていたということが窺えます。

重ねていうと、これら抗生物質のみならず、妊娠時にはできるだけ薬剤の使用を避けるようにしましょう。

●歯科用麻酔

日本で使用されている歯科麻酔剤には血管収縮剤が入っています。歯科医師側としては麻酔の効き目が長持ちするので、麻酔を追加しなくてもよいというメリットがあるのです。しかし、お腹の中の赤ちゃんにまで血管収縮剤が影響してしまう可能性は否定できず、そうなると血管が収縮し、血流が悪くなってしまう恐れがあります。すると様々な障害が出る危険性が高まってしまうのです。これらを踏まえ、日本の歯科医師側はその事実を否定するかもしれませんが、海外ではアメリカ、イギリス、オーストラリアをはじめ多くの国で血管収縮剤入りの麻酔薬の使用が禁止されています。（※巻末参考文献⑫参照） また、血管収縮剤にはその成分を安定させるための防腐剤が入っており、これが胎児に悪影響を与えるという報告もあります。（※巻末参考文献⑬参照）

テトラサイクリンによって変色してしまった歯

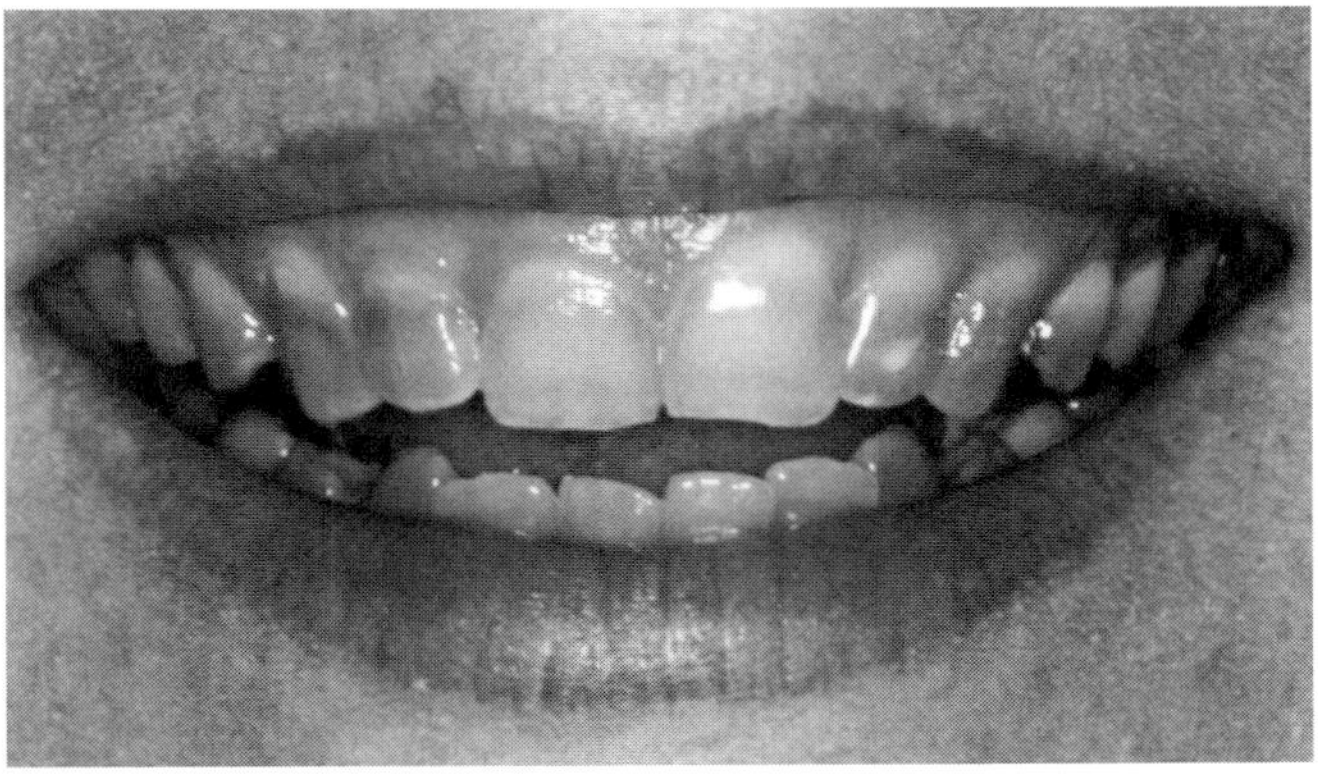

●薬剤や化学薬品使用禁止の理由

ここまでで触れたとおり、薬剤や化学薬品はお腹の中の胎児にまで届いてしまう恐れがあるため、原則的に使用を禁止されるべきものだと考えます。実際には母体（お母さん）の血管と胎児（赤ちゃん）の血管は直接には繋がっていませんが、お母さんから赤ちゃんへ栄養が運ばれるのと同じように、薬剤や化学物質も運ばれてしまう可能性を否定できないのです。

思い返すとこれらも、私が若い頃の医学教育では妊娠初期以外は特別問題がないと教えられてきました。その理由として赤ちゃんも5ヶ月を過ぎるとすべての臓器がそれぞれ一つの独立した臓器として完成するため、奇形等支障のある臓器にならないとされていたからだと思われます。しかしよくよく考えてみると、大切な脳へ薬剤や化学薬品等が達しないようにする関所的な役割を持つ「血液脳関門」が完成するのが出生後3歳頃ともいわれている中、たかだか5ヶ月ほどで完成するとは私には思えません。人間が一人前に成人するのが20歳なわけですから、それと同じレベルで慎重に考えるくらいがいいのではないでしょうか。

●観血処置（出血させる処置）

あるとき、友人の内科医が私にいいました。

「歯科治療中の患者さんはどうして病気の治りが悪いのだろうか？」

私は彼に菌血症の説明をさせていただきました。歯科治療を受けると、その患者さんの血管の中に菌が侵入して全身に回ってしまうため、その影響が大きいだろうと。

このメカニズムについては前述のように日本赤十字社のホームページにも献血時の注意として書かれていますし、これを裏付ける多くの論文が発表されています。（※巻末参考文献⑭⑮⑯⑰）　当然、胎児（赤ちゃん）に悪影響を及ぼす危険性は十分考えられます。

実際、私の友人の産科医の証言によると、昨今、さまざまな問題を抱えた胎児も増加しているといいますが、こちらも明確なデータは存在しないものの、観血処置と胎児の健康との因果関係については、今後私も大きな問題意識を持って調査・研究を続けていきたいと考えています。

❸妊娠中の食生活

妊娠中は「つわり」や味覚障害等により、普段とは食べものの好みが変わる場合があります。また、これまで触れてきたように化学物質等に注意しなければなりません。

(1) 養殖の魚・自然放牧以外の肉類

まずは魚について。

私は魚の養殖業者に知り合いがいます。彼から「先生、養殖の魚は絶対に食べてはいけません！」と、かねがねきつくいわれていました。絶対に食べてはいけないものが入っているというのです。詳細はこうです。南米のチリから魚の餌用に魚粉を輸入するのだそうですが、これがなんと常温での船舶輸送。もちろんそれは灼熱の赤道直下でも同じで、冷蔵・冷凍することなく大量の防腐剤を魚粉に混ぜて常温保管した上で輸送するというのです。しかも、養殖業者はその防腐剤を混ぜたまま

胎盤図解

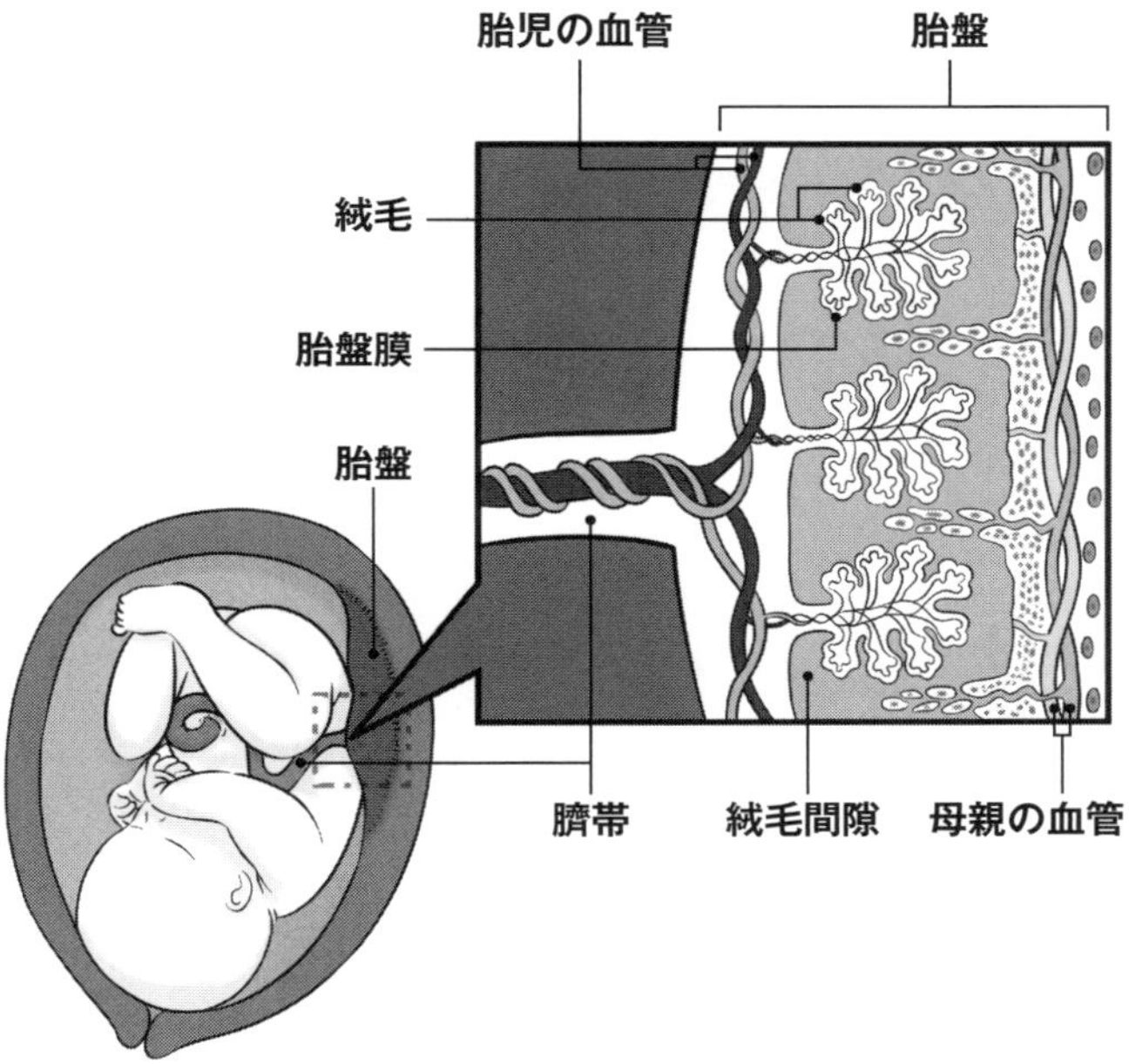

の魚粉を魚に食べさせ、そうやって育った魚が私たちの食卓に上がっているというわけです。残念ながらこのような事実はほとんど明らかにされていません。もし母体（お母さん）を通して、こんな魚が胎児（赤ちゃん）に達したとしたら……何が起こるかわかりません。現状、日本では防腐剤が胎盤を通過する可能性について言及されておりませんが、海外にはそれを指摘する文献が多数存在し、私は注視すべき問題だと考えています。

そして肉です。

皆さん、ご存知ないことと思いますが、牛や豚など日本の家畜類のほとんどが自然放牧ではなく、しかもそれらが食べる飼料の中には感染予防の目的で抗生物質が入っています。自然放牧では広々とした地で自然の野草を食べてすくすくと健康的に育ちますが、現実には狭い環境に押し込められて育てられ、ストレス過多となり病弱なのです。そこで抗生物質が与えられるわけですが、実はこれにはとんでもない副作用があるのです。というのも、抗生剤を使用することによって家畜の腸内細菌に「ロイテリ菌（内臓脂肪を作ることで有名）」が増え、これが原因で内臓脂肪が増えてしまうのです。どうです、こんな酷い環境で育てられた肉をあなたは食べられますか？（※巻末参考資料⑱参照）私としては、ストレスだらけの環境で育った、しかも内臓脂肪を抱えて肥満等の生活習慣病になった家畜の肉を食べて、健康によいはずがないと考えてしまうのです。胎児にとってもよいとは思えません。

⑵ 無農薬の野菜・果物

一般の成人は味覚が鈍くなっていることを知ってください。子供たちが野菜嫌いの理由の一つが、彼らは味覚が鋭いからなのです。

昔、次のような実験を行ったことがあります。それは近隣の幼稚園にスーパーで売っていた野菜と無農薬野菜を持っていき、園児たちに食べてもらったのです。すると、スーパーの野菜は誰も食べなかったのです。そこで子供たちに「どうしてこっちの野菜は食べないの？」と訊くと、「こっちの野菜は苦いもの！」と答えました。実は幼児等の子供たちは味覚が敏感なので、農薬の味がわかり苦く感じてしまうようです。同じ実験を他の地域でも何度か繰り返しましたが、結果はすべて同じでした。

私もここ数年、減塩をしていますが、その結果ものすごく舌が敏感になり、農薬の苦さもわかるようになりました。つまり、成人が味覚に鈍感になっているのは、塩分をたくさん摂っているゆえの弊害だったのです。試しに日常臨床で多くの患者さんに減塩を指導すると、全員が敏感な味覚を取り戻していました。

(3) 減塩

前項でも触れたとおり、減塩をするととてもよいことだらけです。

驚いたことに減塩をすると味覚だけでなく、嗅覚も敏感になります。一般的に「加齢臭（別名：オヤジ臭）」と呼ばれるものは、実は鶏肉の匂いなのですが、意外にも若い女性の患者さんでもオヤジ臭の酷い人がいます。そこで試しに鶏肉が好きですか？　と訊ねると「大好きです！」と返ってくるのです。もちろん、厳密にいうと鶏肉の匂い成分が汗腺から分泌され、汗の匂いと混ざったのが加齢臭（オヤジ臭）なのです。従って、鶏肉が大好きで汗かきの女性は加齢臭が酷くなる傾向があるので、お気をつけください。

少し話がそれましたが、減塩は体臭の問題だけではなく、実は塩分中に含まれる、ナトリウムの軽減にも関わってくるのです。人間はナトリウムとカリウムのバランスが崩れると細胞に元気がなくなってしまうのですが、筆者ががん体質の人を見つける方法が、このナトリウムとカリウムのバランスを見ることなのです。がんの患者は、このバランスが崩れることでがんを発症することがわかったのです。この論文を見つけたとき、がん治療にとって大切なのは早期発見ではなく、がん体質の発見による体質改善であり、ひいてはそれが予防や治療になるのだと悟ったのです。（※巻末参考文献⑲参照）

⑷ 乳製品を避ける

乳製品が一番怖いのは、細胞の突然変異を起こすことです。たとえば、私は今までがん患者とのカウンセリングにおいて、乳製品を日常的に摂取していないという人は見たことがありません。これは正常細胞が乳製品に含まれるＩＧＦ－１（インシュリン成長因子）による突然変異でがん細胞になったということなのです。このことを裏付ける研究論文は数えきれないほどあり（※巻末参考文献⑳㉑㉒参照）、もはや日本以外の多くの国で乳製品ががんを作ることは常識になりつつあります。従って、母親がそれを摂取することで、胎児にとっても大きな危険性を孕んでいると考えられるのです。

そして乳製品の害はがんだけにとどまりません。乳製品中のカルシウムが、動脈硬化、白内障、顔のシワ、腎臓結石等の結石症など、さまざまな疾患・症状の原因にもなります。（※巻末参考文献㉓参照）　また、他国に比べて日本人はかなりの確率で乳製品にアレルギーがあることも見逃せません。

⑸ 砂糖を避ける

東京大学の研究によると、料理等で砂糖を摂取すると一時的に胃と十二指腸の機能が止まってしまうことが発表されています。（※巻末参考文献㉔参照）　つまり、砂糖を摂ると体内に栄養を吸収することができなくなってしまうわけです。私も日常の臨床において、甘党の人に栄養不足が多いことを感じていましたが、こういう理由があったのです。従って、妊娠中に砂糖を摂ると妊婦さんばかりかそのお腹の中の赤ちゃんにまで栄養不足の弊害が及び、さまざまな症状を引き起こす懸念があります。もちろん歯にとってもよいはずがありません。

●砂糖の害

アメリカのＵＣＬＡ（カリフォルニア大学ロサンゼルス校）の栄養学者であるナンシー・アップルトン先生が砂糖の害について発表しています。（※巻末参考文献㉕参照）　それによると砂糖を摂取することによって、ミネラルの吸収阻害・免疫力低下・老化促進・視力の低下・虫歯・歯周病・肥満・静脈瘤・食物アレルギー・白内障・アテローム性動脈硬化症・脂肪肝・便秘・頭痛・消化不良……など、なんと全１４６項目にも及ぶ疾病や症状を引き起こす恐れがあるというのですから驚きです。逆に砂糖を摂らないといいことずくめで、たとえば砂糖が大好きな子供たちがキレやすく、怒りっぽく、落ち着きがなく、わがままで将来何か問題を起こしそうな危険を孕んでいるのに対して、砂糖を摂らない子供たちは穏やかな性格で、頭脳明晰ということで、輝かしい将来がイメージできることでしょう。

そしてこの砂糖の害、妊娠中にお母さんが好んで砂糖を摂ることで、生まれてくる赤ちゃんまで砂糖大好きになってしまう危険性があることにご注意ください。これは胎児の味覚受容体が妊娠4ヶ月目ですでに発達し始めるため、偏った刺激を与え続けることで子供の将来の食習慣に影響を及ぼしてしまうのです。

このように砂糖の問題は大きく深刻で、何よりも体を酸性化させ、さまざまな問題を引き起こす要因となります。極力摂らないようにしましょう。

❹妊娠中の心の安定

実は妊娠中や出産後に精神疾患を患った人を何人も知っています。それだけ新たな生命を生み出すということは、肉体のみならず精神的にも大きく、いろいろな負担がかかることなのです。

そこで、少しでもそのような方々のお役に立てればと、私が実践している自分なりの日常の生き方・過ごし方について紹介させていただければと思います。もちろん、私は男性であり、当然、妊娠・出産の経験もありませんが、日常の臨床において妊婦さんとも精神疾患を持つ患者さんとも接してきたことで気づいた双方の共通点なども踏まえ、有用性の高い提言ができると思うのです。これがすべてというわけではありませんが、参考にしていただければ嬉しいです。

なお、これらの原点はアメリカの小児科医であるベンジャミン・スポック博士の育児書にあります。私はおよそ50年前からこの本を読んで大いに感銘を受け、当時から自身で原著を翻訳していたほどです。

(1) 人間関係

人間は一人では決して生きることはできません。他の誰かと交わること（交流）が必要ですが、それは裏を返せば、人間はお互いに支え合って生きていけるということだと思うのです。もちろん、そのためには人と人が接し、互いに親しみ、互いに大切にされていると感じることが重要です。特に妊娠中は周りの家族等が大切にしてくれるので、それを実感しながら相手に感謝の意を素直に表すことを心がけていきましょう。

また、人間関係を密接にして何でも相談できる環境を作るよう努めてください。特に初めての妊娠ではわからないこと、不安なことが数多く出てくると思います。それらについて必要な知識を得るべく、できれば同じ環境（妊娠中や育児中）の人たちと話し合える情報交換システムのようなものを持てるとよいでしょう。そうすることで本やネットなどで得られるものより、もっと血の通った実践的な知識が得られるはずです。

(2) アクティブになる

アクティブ＝活動的になるということは、不安やうつ病予防になるだけでなく、充実感や幸福感を得ることにも繋がります。何でも実行しないで後悔するより、たとえ失敗したとしても実行すること自体で必ず得るものはあります。そして何より心が満たされるはずです。よく「失敗は成功のもと」というように、失敗を恐れず行動することが大事なのです。

とはいえ、一般的に妊娠中は大事をとるあまり、行動を制限されることも多いかと思いますが、そんな中でも可能な範囲で行動を起こすことをお勧めします。たとえちょっとした散歩であっても、スッキリと気分が晴れることと思います。また、お母さんのこのようなアクティブな行動は胎児にもよい影響を与えることでしょう。健康的な成長はもとより、子宮内でお母さんのアクティブな姿勢を感じ取った赤ちゃんもまた出生後、アクティブな性格になると考えられるのです。エビデンスがあるわけではありませんが、私が診療した妊婦さんとその赤ちゃんを見ると、そう思わざるを得ません。

(3) 注目する

周りで何が起こっているか？　を考えてみましょう。つまり、いろいろなことに興味を持っていただきたいのです。妊娠中ならではの特別な感性と感覚でひと際関心が高まるかもしれません。たとえば、身近な観葉植物などに興味を持ち世話をしてみると、その成長の過程を見ることで、これまでにない幸せを感じることでしょう。あなたの中で母としての感性が育っている証拠であり、その傾向は以降ますます強まり、幸福感が人一倍大きくなることと思います。もちろん、ただ興味を持つだけでもOK！　リラックス効果に期待できます。

妊娠とはいい換えると、これから胎児（＝生きもの）を育てるという強い信念を抱くことだと思うのです。私も毎日の成長の観察を楽しみに植物を育てており、その気持ちは根底で子や孫を育てることに繋がっているのだと思います。

(4) 学ぶ

人と出会い、話し、興味を持っていろいろな知識を得る。新しい知識を学ぶことは、妊娠生活においても新鮮な充実感と幸福感を得られることでしょう。また、妊娠と育児はそれ自体が、それを経験した多くの女性の人生において、素晴らしい学びの時間だと思うのです。このような学ぶことによる充実感は、とかく孤独になりがちな妊娠・育児期間において大きく不安解消に繋がることでしょう。私も毎日、新たな知識を学ぶことに生きがいを感じていました。

(5) 与える

どんな人でも、根底で人のためになることをする充実感ほど幸せを感じるものはありません。つまり、親切な行為はあなたを幸せにする最高の行為なのです。もし、ご自身の中に不安があったり、心が不安定なときは、他人のために何かを尽くすことを考えてみてください。私も人が喜ぶ顔を見ることにこそ生活の充実感を覚えています。もちろん、親切にされた人のほうも幸せを感じてくれることでしょうし、それはいつの日か恩返しとなって自身に返ってくるかもしれません。

自分が辛いときこそ人を幸せにしてあげることが、辛さを乗り越える最高のテクニックだと考えています。

⑹その他のメンタルヘルス改善法

●会話

もちろんこれは妊娠中だけではありませんが、一般的に多くの皆さんがもし会話ができなかったとしたら、どうなると思いますか？　おそらく、ストレスで精神的におかしくなってしまうことでしょう。

以前、こんなことがありました。あるお婆さんが定期的に入れ歯の調整で来院されていたのですが、入れ歯自体に問題はないものの、よく「具合が悪い」といってはいらっしゃるのです。そこで面と向かってカウンセリングしてみると、実は来院の折りにはいつもお婆さんの娘さんが車で送迎してくれるのですが、その道中の1時間の会話が楽しくて、ついつい具合が悪いといってしまうのだということが判明したのです。一人暮らしの彼女は、それだけ会話に飢えていたということなのでしょう。

●エクササイズ

妊娠中も余分な体重を増やさないための運動が必要ですが、私はヨガやウォーキングをお勧めします。私自身、よほどの悪天候でない限り、毎日のようにウォーキングをしています。ウォーキング後は本当に気分爽快になること間違いなしです。

また、その延長線上にはこんな効用もあります。実は私の奥さんが仕事のストレスで朝の起床時に「めまい」を発症してしまい、いつものウォーキングに行くことも叶いませんでした。そこでその代わりに週末の日曜日にトレッキングで山に誘ったのです。するとなんとピタッと「めまい」が治ってしまったのです。その理由は、普通のウォーキングのように平坦な行程ではなく、トレッキングでデコボコの山道を歩くことで耳の三半規管の耳石が上下左右の運動で動きがよくなったためと考えられました。そもそも「めまい」の原因は耳の耳石の動きが悪くなったことにあったのです。これもまた普段ウォーキングをしていたからこそ、働いた効用といえるでしょう。

●瞑想・呼吸

筆者は毎日、寝る前に瞑想をしています。このあと説明する方法は、当院の患者さんにも指導させていただいているものです。その理由としては、入浴中に行っていただく方法なので、より効果的に集中できるものと考えられるからです。

【小峰式瞑想法】

まずはお風呂に入っていただきます。入浴のタイミングは必ず就寝前にお願いします。お湯の温度も必ず低めに設定してください。筆者は38〜39℃にしています。そしてまた必ず半身浴で30分以上入るようにします。熱いお湯で短時間の入浴では逆に体温を下げたり、交感神経を上昇させてリラックスとは真逆の効果を生んでしまいます。特に高血圧の方は気をつけてください。ぬるま湯でゆっくり半身浴することで気分が落ち着き、体温が上昇して真冬でもしばらくは裸でいたいくらい身体が温まります。

次に呼吸法です。まず、ゆっくり5秒間かけて息を吸います。このとき、ご自分なりに宇宙のエネルギーをチャクラ（第7チャクラ＝頭部に該当）から吸い込むようなイメージで吸ってください。すると精神的な部分で素晴らしい能力アップの効果が得られます。そして5秒間息を止め、5秒間かけて体内の悪いものを出し切るイメージで吐き出してください。自分の中が無の状態になります。誰もが一日のうちによいことも悪いこともあるでしょうが、こうすることでいつの間にか、悪いことも大した問題ではないという気分に変わってくるのです。そしてその後、速やかに布団に入ってください。布団に入ったあとは極力スマホやパソコンに触れないようにしてください。こうした習慣をつけることで、もし夢を見たとしてもそれは決して悪夢ではなく、幸せな夢しか見なくなることでしょう。（※巻末参考文献④参照）

●助けを求めることをためらわない

体調の急変など、もしものときには、ためらわずに助けを求めてください。お母さん一人の身体ではないのです。そのためにも助産施設や産婦人科病院など、いつでも迅速にキチンと対応してくれるところを探しておくことが重要です。

多くの妊婦さんが精神的に病み、妊娠中や出産後は精神的に不安定になっているという話を聞きました。そうならないため、またそれを改善するためにも、ここまでに説明させていただいたメンタルヘルス改善法を実践してみてください。その上でゆくゆく出産後、生まれたわが子と会える日を楽しみに明るい妊娠生活を過ごしていただきたいと思います。

私自身、過去にはいろいろな相談を受けていますが、やはり男性ですので細かい部分では至らないところもあり、可能ならば出産経験の豊富な先輩女性に悩みごとの相談をするのがよいと思います。私の場合はおもに、3度の流産と4人の出産を経験している妻を紹介していました。

●産後の精神疾患

実は子宮内膜症と月経障害のある女性は、産後うつ病を発症するリスクが高いといわれています。過去に何人もそういう方からの相談を受けていますが、その都度お伝えするのが、決して精神科や心療内科等で薬剤治療を受けないでいただきたいということです。むしろ逆に悪化したり、その後さらに断薬で苦労することになる危険性が高いのです。中には生涯、薬剤治療せざるを得なくなることもあるでしょう。

また、産後うつ病は基本的には妊娠や育児に対する不安とストレスが原因のことが多く、これまで説明させていただいたような人間関係の改善やアクティブな行動、注目（関心を持つ）、学ぶ（勉強）、与える（人のために尽くす）といった姿勢を基本に、会話、運動、瞑想をうまく取り込んで対処していくことが有効です。どうしても辛くなったら、友人や先輩といった信頼できる人に助けを求めてください。（※巻末参考文献㉖㉗㉘参照）

そして前述のナンシー・アップルトン先生による砂糖の害でも触れたとおり、砂糖摂取量の多い女性に婦人科系疾患が多いことも事実です。甘党の方はくれぐれもご注意ください。それでなくとも一般的に甘党の人は気が短い性格でキレやすく、物事の判断能力が低下しているものですが、これは血糖値の上下乱行が原因で、脳神経の短絡が起こっているのです。

❺流産

流産に関しては、わが国においては昔から独特の風習がありました。「水子：Water Baby」という言葉を聞いたことがあると思いますが、日本では昔から、流れてしまった子供を供養していたわけです。それはいい方を変えれば、昔から流産は少なくなかったということ。前述しましたが、私の妻も3度の流産を経験しています。

ではまず、基本的に流産とは？　妊娠したにも拘わらず、その早い時期・段階で赤ちゃんが亡くなってしまうことを流産といいます。定義としては、妊娠22週（赤ちゃんがお母さんのお腹の外では生きていけない週数）より前に妊娠状態が終わることをすべて「流産」といいます。流産の発症確率は、妊娠後週数が経過すればするほど低下します。つまり、妊娠直後がもっとも重要で気をつけなければならない時期ということになります。しかしながら、一般的には妊娠直後は危険性を自覚するのが困難であり、これがもっとも大事なポイントかもしれません。

(1) 早期流産の特徴

ここでいう早期流産とは、妊娠12週未満の早い時期の流産のことで、流産全体の約90％を占めます。一般的にいわれる流産とはこの早期流産を指すことが多いといえます。またアメリカのデータでは、夏場に妊娠すると流産率が上昇するとの発表もありました。北米の調査で8月下旬では、それ以外の時期に比してなんと44％も流産が増加したそうです。やはり妊婦にとっても猛暑は重大な問題の一つのようです。（※巻末参考文献㉙参照）

(2) 流産の原因

流産は妊娠した年齢が高くなればなるほど起こりやすいといわれており、確かにデータ的にも証明されています。

高齢出産の場合の流産率は、30～34歳では15％、35～39歳で17～18％、40歳以上は25～30％となっています。（※巻末参考文献㉚参照）世界で最も知られ、最も評価の高い医学雑誌であるＬａｎｃｅｔでは、世界の全年齢を通しての流産率は10％となっており、これを踏まえると、16～17%といわれる日本の流産率はかなり高いように思われます。（※巻末参考文献㉛参照）　また、ほとんどの流産は胎児の染色体異常によって引き起こされるといわれています。これは一定の割合で発生する自然現象であるともされています。また、ウイルスや細菌も原因の一つとされており、その他、薬剤や環境問題も挙げられていました。

それら以外に辛すぎる食べものの摂取、性交、ランニング、自転車の運転、重量物の持ち上げ、うつ、労働、ショックや恐怖の体験等も世間ではいわれているようですが、大半が関係ないと考えます。肝心なのは胎児側の問題であり、お母さん側の問題ではないのです。

(3) 流産の現状

筆者は流産に関して世界中の論文を調べてみました。すると日本の厚労省でも、増加する流産について対策を講じていることがわかりました。しかし残念ながら、なぜか現在そのサイト（The Japantime:https://www.japantimes.co.jp/news/2009/

08/03/national/miscarriage-rate-found-unexpectedly-high/）は全文が見られないようになっています。

また、名古屋市立大学の杉浦真弓教授は「流産は人々が思っているより頻繁に起こっている」と述べており、妊娠経験のある女性の38％が流産を経験しているとも書いています。（※巻末参考文献㉜参照）このように改めていろいろ調べてみると、世間的に公表されているより流産が増加している印象が否めませんでした。

⑷私の個人的見解

受精後、すぐに受精卵が細胞分裂するわけですが、残念ながらその過程で起こってしまう流産の多くが遺伝子異常、つまり突然変異ということになります。かつて京都大学にて突然変異の仕組みについて発表されていましたが、その原因についてはほとんど触れられていませんでした。もちろん、妊娠初期という時期的なものは関係しているでしょうから、流産回避のためにはそれを見越した慎重かつ安静な生活様態が望ましいと思いますが、私としては併せて注意していただきたいことがあります。それは身の周りの化学物質や電磁波等の影響についてです。私の個人的見解としてはこれらが流産の原因として大きく関わっていると考えており、少なくとも早期流産の危険性の高い妊娠第12週までは、薬剤・食品添加物等の化学物質と、新幹線・飛行機等大きく電磁波を発生させる乗り物の使用はできるだけ控えていただきたいところです。

ちなみにこの化学物質（薬品）と電磁波については、流産予防のみならず、普段から常に避けていただくことが健康な生活のために有効であると考えています。

ただし一方で、私の友人の産科医によると流産のあとは妊娠しやすいとする説もありますので、きちんと水子供養してあげたあとは、気持ちを切り替えて子づくりに励んでいただきたいと思います。繰り返しになりますが、筆者夫婦も3度の流産を乗り越えて4人の子供を授かるに至っているのです。

◉第2章

出産

出産については、身近な筆者自身の娘の妊娠出産経験での見聞等を踏まえつつ、アメリカの学会において小児科医のジャッキー先生からご教示いただいた内容を中心に紹介させていただきます。現状の日本の産科学的常識とは大きく異なり、さぞ驚かれることだろうと思います。

❶出産前の準備

妊娠後期、臨月における注意事項について述べていきたいと思います。妊娠後期は妊婦（お母さん）のみならず、胎児（赤ちゃん）のほうもストレス解消が必要になるといいます。

(1) 胎児（赤ちゃん）のストレス解消

前述のとおり、実はお腹の中の赤ちゃんにも多くのストレスがあり、それに加えて母体のストレスホルモンの暴露による胎児脳の萎縮も証明されています。それらをできるだけ軽減・解消させてあげるためには、どうしたらよいでしょう？

以前、筆者の友人である助産師からの好意で、世界中の子守歌（各国言語オリジナル版）が収録されたCDをいただき、これを妊娠が確認されてから絶えず妊婦の患者にBGMで聴かせるようにしていました。すると、特に妊娠後期の子宮内での胎動が著しい時期に子守歌をBGMとして聴かせると、状態が落ち着くことが確認されました。もちろん、胎動が著しいからといって一概に悪いわけではありませんが、少なくとも子守歌の音楽を聴かせることで安定効果を生み、ストレスの軽減・解消に役立っているのかもしれません。また、併せてその事実を知ることで、お母さん自身の安心効果も生まれます。

他に、お母さんがお腹の胎児（赤ちゃん）に声がけしてあげることも、赤ちゃんのストレス解消に効果があるでしょう。あるいは、やさしくゆっくりと尖ったお腹（胎児の形の出っ張り）を撫でてあげることも同様の効果が期待できます。（※巻末参考文献㉝参照）

⑵ お母さんのストレス解消

妊娠後期においては、第1章で触れた妊娠中の心の安定がさらに重要になってきます。出産予定日が近づくにつれてどうしても不安が増すものです。それを解消するのに最も効果的なのは、妊婦さんそれぞれが一番安心して心を許せる存在と接し、近くにいてもらうことでしょう。（※巻末参考文献㉞参照）　昔から日本と韓国では里帰り出産して実母がその役を担うのが慣例でした。もちろん中には実母との関係がよくない妊婦さんもいらっしゃるでしょうから、その場合は血縁関係なく、自分が心から信頼できる相手を頼りましょう。例えば最近では『ドゥーラ（他の女性を支援する経験豊かな女性を意味する）』の介入を求める妊婦さんもいて、彼女らに分娩立会人になってもらうことで、分娩合併症が低下することも証明されています。

ちなみに筆者の娘の場合は出産予定日近くになって実家に戻り、母親（私の妻）と生活を共にし、随分とリラックスしていたように感じられます。その後散歩中に破水し、助産師と電話で連絡を取り合いながら、いよいよ分娩が始まりそうな深夜に車で移送したわけですが、結果として順調でスムーズなお産であったように思います。

❷分娩法

出産は本来、自然分娩が普通かと思いますが、もし筆者が女性だったとしたら、陣痛などの苦痛に恐怖を感じ、無痛分娩を選択してしまうかもしれません。……いや、でもやっぱり自分の赤ちゃんの健康のためならと苦痛に耐えようとするかも……？　その場の当事者にしかその選択はできませんが、まずは各分娩法のリスクを知るのは必要なことでしょう。これについてもジャッキー先生が力説していますので、それを踏まえながら説明させていただきます。

(1) 自然分娩

特別な事情がない場合、筆者は自然分娩を推奨します。

やはり、自然分娩で生まれた子供は、その後生涯に渡って健康になる確率が極めて高いと聞いています。人類の長い歴史においても、そのほとんどが自然分娩だったことでしょう。

さて、そこで質問です。あなたなら産婦人科病院と助産施設と、どちらでお産をしたいですか？

最新の設備が整っているから、医師・看護スタッフの人員が豊富だから、緊急事態に適切かつ迅速に対処してくれそうだから……などの理由で、おそらく産婦人科病院でのお産を望まれる方が多いのではないかと思いますが、私の娘の場合は助産施設で出産しました。もちろんその大きな理由は、あくまで自然分娩を旨とした施設だからです。ただし、産婦人科医院と違い、帝王切開や会陰切開などの医療行為を行うことはできませんし、もしものときには嘱託医師や提携医療機関に搬送するなどの処置もできるものの、緊急時対応力が劣ることは否めません。各妊婦さんの事情に応じて比較検討することをお勧めします。

(2) 無痛分娩

特に初めての場合、多くの妊婦さんが分娩に対して不安と恐怖を感じていることと思います。しかし実際には、産婦人科のホームページを見ても、無痛分娩の胎児に関するリスクについては触れていません。きちんと説明させていただくと、無痛分娩とは妊婦さんに麻酔剤を使用する方法です。当然、たとえ微小であっても血液中にも入ることになります。本来の自然分娩なら妊婦さん自身が力んで胎児を押し出すわけですが、麻酔液を用いると体に力が入らず、分娩に要する時間も長期化し、器械分娩といい吸引や鉗子（器具で胎児を摘まみ出す）を使用する形になり、胎児への負担が増大してしまいます。また、麻酔剤は眠剤効果はありませんが、硬膜外→血中→胎児と伝わり、心拍と活動性は低下します。臨床的問題はなく、痛みを感じるようなこともないと考えられますが、私としてはどうしても胎児の脳への影響が心配なのです。なぜなら、無痛分娩後の数日間は赤ちゃんの脳機能が低下したままの状態のようで、多くの赤ちゃんがボーッとしたままだというからです。信頼できる産科医の証言もあります。併せて、母体の安全もある程度のリスクを伴います。（※巻末参考文献㉟㊱参照）　以上の理由からも、特別な事情がない限りは自然分娩のほうが胎児にとってはよさそうです。

⑶ 帝王切開

現在、日本における帝王切開による分娩の割合は5人に1人といわれています。確かに出産自体における安全性は高いかもしれませんが、ことそれによって生まれた赤ちゃん自体に関しては、その生涯においてかなり高い確率で病気になる可能性が指摘されています。

とはいうものの、妊婦さんそれぞれの事情もあって、帝王切開以外の選択肢がない場合が大半かと思いますので、そんなときのための対処法を紹介させていただきます。肝心なのは、帝王切開の最大の欠点がお母さんの腸内細菌を赤ちゃんが受け継ぐことができないということ。詳しくは後述しますが、それが為されることで、赤ちゃんの免疫力や人格形成がよりよく高められるのです。その問題を解決するための方法について、私がアメリカの学会で受けた研修に基づいて説明したいと思い

出産方法の違いによって生じるリスクの差

	帝王切開	膣・自然分娩
アレルギーになるリスク	高い	低い
喘息になるリスク	高い	低い
自己免疫疾患になるリスク	高い	低い
肥満になるリスク	高い	低い

International Plant Based Nutrition Healthcare Conference
September 24, 2019

ます。（※巻末参考文献㊲参照）

帝王切開での分娩の際には、あらかじめ綿棒でお母さんの肛門や膣から細菌を採り、出産後に赤ちゃんの体に、それを塗り付けるそうです。そうすることによって、お母さんのよい腸内細菌を赤ちゃんの皮膚を通して体内外に定着させることが、赤ちゃんの生涯の健康において大切だという考え方なのです。（※巻末参考文献㊳㊴参照）

これが自然分娩の場合、ホルモン（オキシトシン）等のメカニズムでお母さんは自然と排便してしまい、結果、赤ちゃんは「うんち」まみれで生まれることで、全身にお母さんのよい腸内細菌を定着させることになります。ちなみにかつては清潔さ・感染予防を意識しすぎるあまり、事前にお母さんに浣腸をして排便させてしまうことで、赤ちゃんの免疫力を低下させるという嘆かわしい状況もあったようです。

〈コラム●環境と免疫力〉

私は若い頃、たびたび研究で動物実験をしていました。ちなみにこのとき用いる動物は「実験用動物」であり、無菌状態で飼育された動物のことをいいます。

さて、この無菌動物のうち、一番使用頻度の高かったのがネズミでした。ところが実のところ、この実験用の無菌ネズミはあまりに免疫力が低く、すぐに細菌等に感染して死んでしまうのです。一方、その辺で自然に棲息する野生ネズミはほとんど病気にならず、ものすごい生命力でした。

私はこの経験から、現代の日本人は実験用動物と同じなのではないかと考えています。それはあまりにも清潔を意識しすぎて、か弱い生物になってしまっているのではないかということ。実際に都会の生活を離れ、自然の中で生活すると、強靭な生命力が得られるものと考えられます。友人の内科医が、都会で生活する子供と田舎の自然環境の中で生活する子供とでは、明らかに免疫力が異なり、田舎生活の子供のほうが強靭だということを実証していました。ただし、昨今は田舎暮らしの子供でも、都会と同じように室内でゲーム三昧という例が増えており、免疫力も低いレベルで田舎と都会とで大差なくなってきていると憂えていました。

❸出産の意義

出産とは、単純に産道を通り生まれてくるという簡単なものではありません。知られざる意義と理由があったのです。これについて今まで、私は男性ということもあってかまったく気づいていませんでしたが、一部の見識ある産科医が知るとおり、医療にとって非常に重要なことであり、実際にこのことを応用して、様々な難病が改善していたのです。大きな医療改革になるかもしれません。後述しますが、赤ちゃんが出産時にお母さんから継承した、お母さんの腸内細菌が健康にとって最も大事なものだったのです。

(1) 出産直前

❷の分娩法でも触れたとおり、分娩に関しては、自然分娩が理想です。そのためにもお母さんと赤ちゃんの状態が良好なようであれば産婦人科医院だけではなく、その意義を理解してくれる助産施設も選択肢に加えてください。自然分娩のメリッ

トをより理解している助産師さんだからこそ、将来の健康児の出産に協力できることがあるのではないかと考えます。

(2) 陣痛

「さあ、いよいよ生まれるよ」という合図が陣痛ということになります。陣痛はさぞ辛いことであるのは間違いありません。しかし、多くのお母さん方の証言として、その辛さも子供が生まれた瞬間に忘れてしまったとの声が多いです。産みの苦しみと、そのあとに訪れる喜びは表裏一体ということでしょう。

(3) 分娩

陣痛が始まり、その後いよいよ破水し分娩となります。理論的にはオキシトシンという、俗に〝愛情のホルモン〟と呼ばれる物質が分泌されると、子宮が収縮して子宮口が開き、分娩がスタートするわけです。

そして最初に胎児が通過するのが産道です。ここで胎児は体を回転させながら産道を進みます。それが胎児にとって最初の常在細菌との出会いということになります。つまり、お母さんの産道内の細菌を身体表面に付着させる一つの工程というわけです。ちなみに今では、「子宮内フローラ（細菌叢）」「羊水フローラ」「胎盤フローラ」もあり、ミクロな母体細菌叢との接触は胎内から始まっていると知られるようになっています。

そして待望の出産です。実は赤ちゃんは必ず、お母さんの肛門のほうを向いて生まれてくるのです。そして本来なら、お母さんの分娩時の漏れ便で「うんち」まみれになるのが自然な形なのです。それは、お母さんの「うんち」の中のマクロな腸内細菌を身体に付着させることにこそ意味があります。つまり、これらの細菌が赤ちゃんの体表に生涯棲み着き、赤ちゃんの胎内の腸内細菌として定着することになります。このお母さんの素晴らしい腸内細菌を赤ちゃん自らの腸内に定着させることで、健康を維持できるように仕組まれているのです。

産道及び母親の肛門、母乳から微生物をもらう

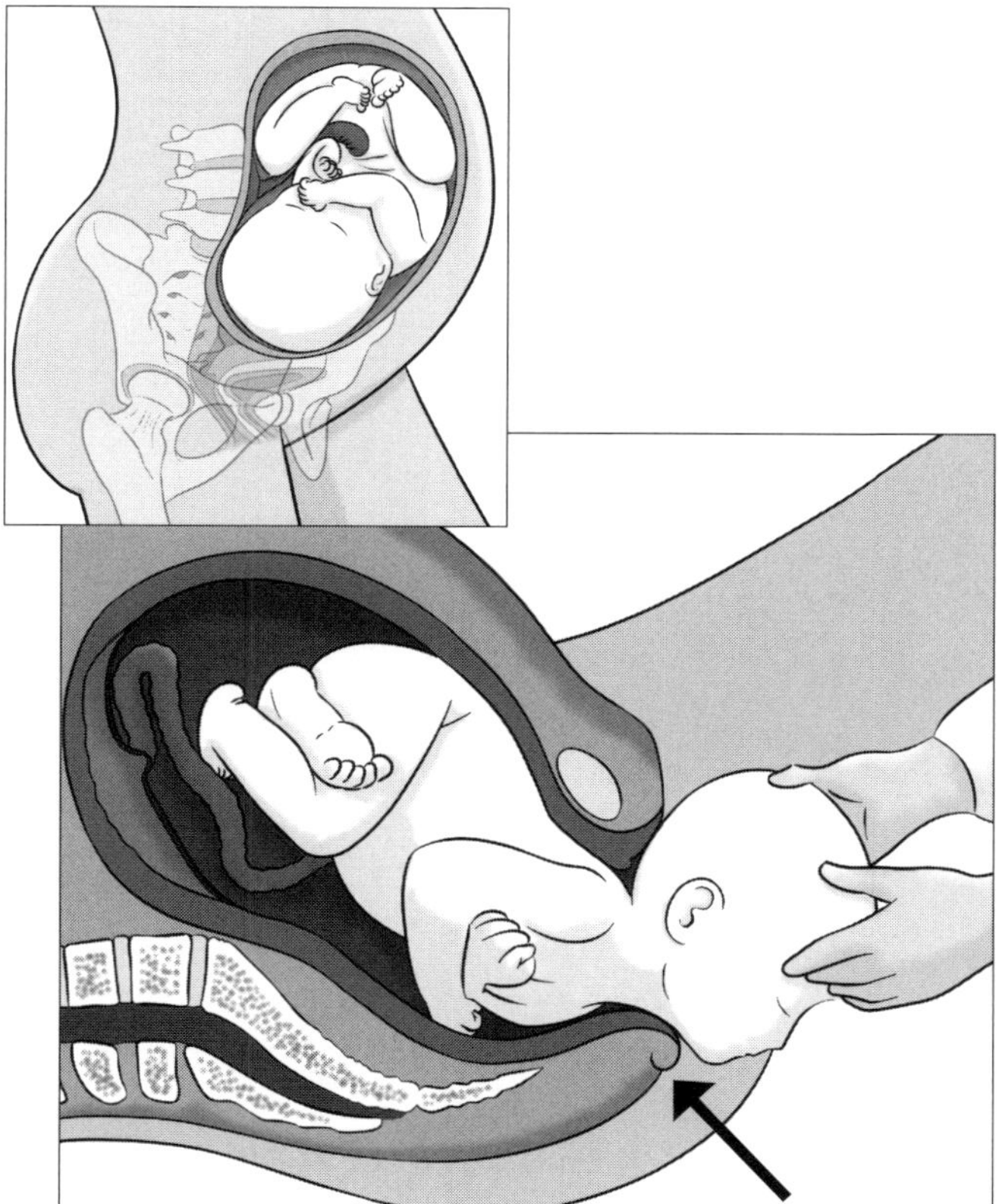

(4) 誕生

誕生後は、赤ちゃんの「うんち」はほとんど匂いがありません。しかしその後、赤ちゃんが指を舐めたり、授乳でお母さんの乳首を舐めたりしているうちに、お母さんのベストな腸内細菌が赤ちゃんの腸内に定着することで、お母さんと同じ「うんち」の匂いがするようになっていくのです。これで、赤ちゃんの生涯に渡る健康の準備ができたということになります。しかしこれも、昨今の安直な薬剤服用等の傾向によって、せっかく定着したよい腸内細菌が減らされ、様々な病気を発症するリスクが高まっているという現実を私は憂えています。

(5) 早産

早産の原因として最も多いのは、子宮内感染といわれています。一般的には膣からの細菌感染のようですが、中には膣の常在菌に異常が生じた場合も考えられます。私的には、前述のアルカリ化体質が感染予防になると考えています。このアルカリ化体質によって、子宮以外の他の臓器においても感染症を予防できることでしょう。また基本的には一般的な免疫力の低下も問題だと考えていますので、日常生活においてあまりにも清潔意識を持ち過ぎることも控えていただきたいところです。（※巻末参考文献㊵㊶参照）

⑹歯周病と低出生体重児の早産症例との関係

妊娠中の重症歯周病患者と低出生体重児の早産症例との関連性を裏付けるデータはたくさんあります。１００人の低出生体重児の早産症例のうち、最大18人が重度の歯周病を患っていたという報告もあります。そして、こうして生まれた赤ちゃんについて37週前に生まれた早産では脳障害の発症率が高く、他に視力障害や聴覚障害も少なくありません。（※巻末参考文献㊷㊸参照）

また、実は歯周病だけではなく、お母さんが歯の神経を抜かれていたり、抜歯されていた場合も早産が多いことがわかっています。すなわち、健康な赤ちゃんを産みたいと願うならば、「虫歯を作らない」「歯周病にならない」「抜髄・抜歯を伴う歯の治療を受けない」ことが重要だと考えています。

やはり「削らない・抜かない歯科治療」は、どんな場合においても大事なのです。

（※巻末参考文献㊹参照）

❹腸内細菌と健康の関係

まだまだ日本では理解されていませんが、腸内細菌と健康の間には大きな関連性があります。実はいろいろな病気が、それぞれの腸内細菌の乱れから発症していたのです。そしてヨーグルトや乳酸菌など比べものにならないほど、本来の健康的な腸内細菌としては、ご自身を産んでくれた母親の菌がベストなのです。信じられないかもしれませんが、実際にさまざまな難病患者も、この腸内細菌を入れ替えることによって症状が改善しているのです（ただし母親であろうと他人であろうと、その腸内細菌に問題がないことが原則となります。だからこそ誰しもが正しい食事と生活態度によって、よい腸内細菌を育んでおくことが重要なのです）。

たとえば「てんかん」の患者が腸内細菌の入れ替えで簡単に完治していますし、

他にも「うつ病」などもすでに抗うつ剤等を服用している場合はまず断薬（薬をやめさせること）が大変ですが、そうでなければ腸内細菌の入れ替えだけで簡単に治るのです。アメリカで学んだ「うつ病」発祥のメカニズムがその効力を裏付けています。

⑴腸内細菌の定着を乱す原因

ほとんどのアレルギー疾患、難病、その他の疾患をお持ちの患者さんは、確実に腸内細菌が乱されています。これらの患者さんに問診すると、間違いなく幼少期に薬剤服用を経験されていました。薬剤には食品添加物や洗剤、殺虫剤、化粧品なども含まれます。また、日本では農薬にも気をつけなくてはいけません。野菜や果物などほとんどの食材に農薬が使用されているからです。もし、この弊害を完全に解消しようとするなら、根本的に世の中を変える必要があると思っています。

今回の書籍の重要なテーマの一つは、3歳までに極力薬剤を服用してはならないということであり（緊急時等を除く）、本来はその後の生涯に渡っても安易に薬剤

薬剤服用と寿命の相関性

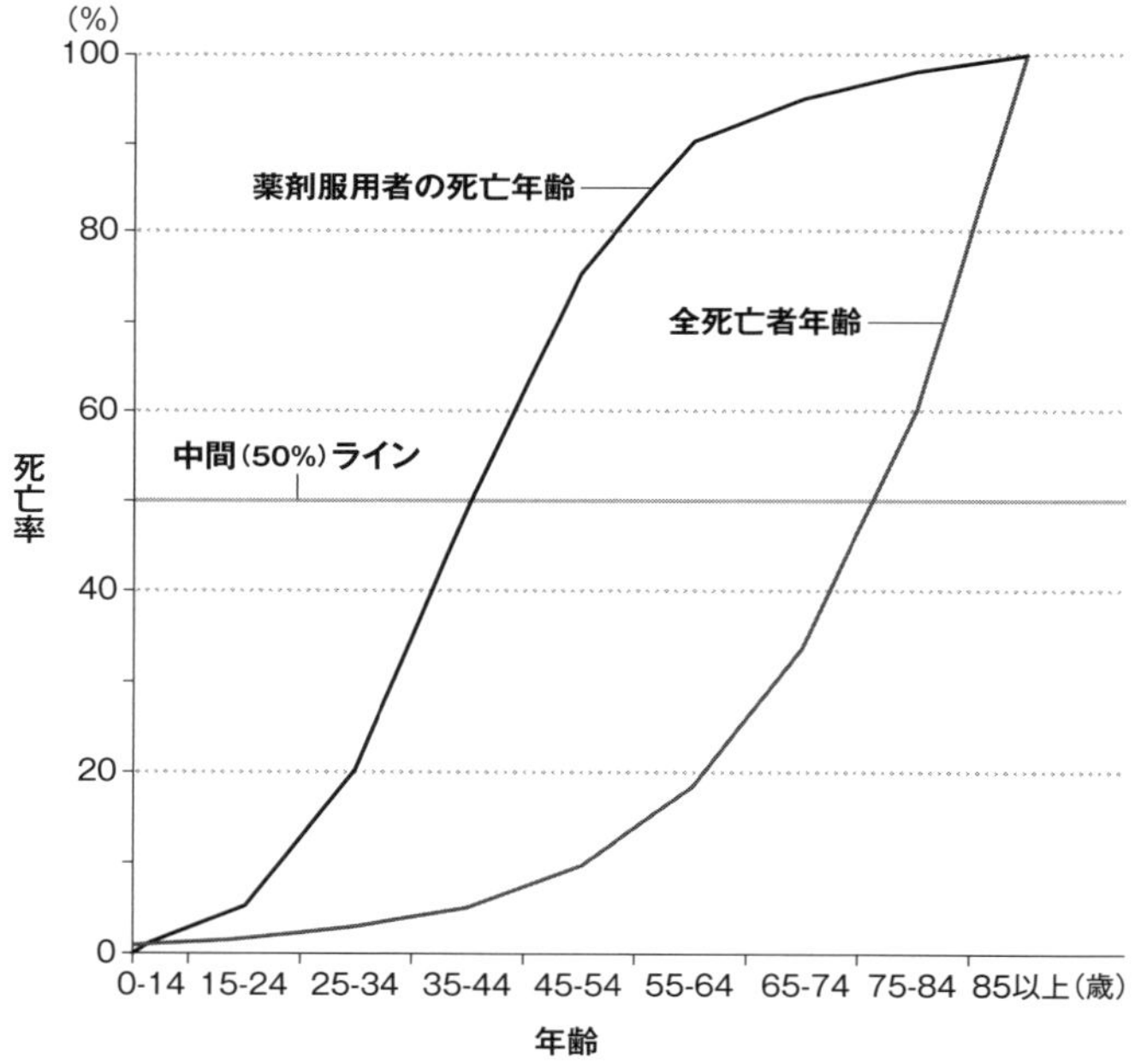

(オーストラリア統計局発表のデータ)

LGS(腸漏症候群)を判定する質問票

医)小峰歯科医院

スコア基準…0:全くない／1:まれにある／2:ときどきある／3:いつもある

設問

1.便秘または下痢
2.腹の痛み、ガスで張っているような感じ
3.便に血が混じる
4.関節痛、関節の腫れ
5.いつも疲れを感じる
6.食物性アレルギー
7.鼻づまり
8.炎症を起こす
9.湿疹、蕁麻疹
10.喘息、気管支炎、花粉症
11.物忘れ
12.抗炎症剤(アスピリンなど)を飲む
13.抗生物質を飲む
14.アルコール類を飲むと気分が悪くなる
15.潰瘍性大腸炎と診断された

スコア結果(1〜15の各スコアを足したもの)

●**1〜5**:現状ではLGSの可能性は低い
●**6〜10**:LGSの可能性は低い
●**7〜19**:LGSの可能性は中
●**20以上**:LGSの可能性は高い

を服用してほしくないのですが、特に幼少期は悪い影響も大きく、ことさら危険なのです。

世界中に薬剤服用者、あるいは薬剤服用期間の長い人ほど寿命が短いという統計データがあります。つまり、薬剤服用という対症療法から、病気の原因自体を正す原因療法(根本療法)へと日本の医療界を変えることこそ、最も重要なことなのです。

(2) 腸内細菌の乱れを調べる方法

私は「GAPS」という本で知りましたが、腸漏症候群(LGS:Leaky Gut Syndrome)といわれ、小腸の絨毛突起という腸内で栄養を吸収するところが炎症を起こした状態があります。(※巻末参考文献㊺参照) 本来ならば腸は「選択吸収」といって、体に必要なものと不必要なものを選択して吸収しているのですが、ここが腸内細菌の乱れで炎症を起こしてしまい、栄養が吸収できなくなったり、化学物質など不必要な毒素まで吸収するようになってしまうのです。たとえば、アトピー性皮膚炎などは不必要な毒素を絨毛突起で吸収し、その毒素を皮膚から排泄することによって起こる症状のことをいうのです。

この状態にあるかどうかを調べる方法として問診があります。ＬＧＳ問診票で一定以上の項目に当てはまれば腸漏症候群ということになり、筆者は15以上の項目の合致で腸漏症候群と判断しています。

(3) 腸内細菌の入れ替え方法

腸内細菌の入れ替え方法としては便移植を中心にいろいろありますが、筆者は歯科医師なので食事療法を活用しています。

我々人類の体中の皮膚には、赤ちゃんのとき、前述（本章❸・出産の意義—(3)分娩）のとおり、出産時にお母さんの理想的な腸内細菌が定着し、それが生涯の健康の礎となります。つまり、皮膚に定着した菌を生涯、健康のために利用することができるのです。ところが、せっかく定着したお母さんのよい腸内細菌も、薬剤等化学物質を服用することで死んでしまいます。そしてそれに替わって、いわゆる悪玉菌といわれる体に悪さをする菌が増えてしまい、その結果、いろいろな病気を発症してしまうことになるわけです。そこでその悪玉菌をお母さんのよい腸内細菌と入れ替えることが必要になってきます。

では、それはどのように入れ替えるのか？　筆者が推奨するのは、糠漬けを用いる方法です。

まず、お母さん自身の手を入れて糠床を作っていただきます。そしてそこで糠漬けを作り、それを食べていただく。こんな簡単な方法で、お母さんのよい腸内細菌との入れ替えができるのです。ただしその間は極力、炭水化物の摂取は控えてください。炭水化物の摂取が少なければ少ないほど、すでに定着した悪玉菌が減っていき、より早くよい効果が得られます。この方法は長年の実践を経てしっかりと確立しています。

なお、お子さんや糠漬けの苦手な人は、フルーツや好きな野菜を漬けて食べていただくとよいでしょう。試していただくとわかりますが、フルーツトマトの糠漬けなど、およそ漬物とは思えないほどの美味しさにびっくりです。これなら小さなお子さんでも食べられるのではないでしょうか。実はお子さんの場合、腸内細菌が乱れているゆえに野菜が食べられないという傾向が多く見られるのですが、これもフルーツを食べることによってカバーできます。

また、数多くの子供たちで試してみた結果、3歳までに過分な薬剤を飲まされた子供は、そのほとんどが野菜嫌いでした。従って当然、アレルギーなどさまざまな問題を抱えていたのです。（※巻末参考文献㊻参照）

⑷ 効果の判定

私のこれまでの長い臨床経験から、腸内細菌の乱れている患者にはいくつかの特徴があることがわかっています。

世の中には気が短く怒りやすい人がいますよね。また、キレやすく落ち着きのない子供なども、腸内細菌が乱れている典型的なタイプなのです。友人の城谷昌彦消化器内科医は、便を提供するドナーは穏やかな性格の人でないと、便移植はうまくいかないといっていました。前述のとおり、昔から「ハラワタが煮えくり返る！」とか「腹が立つ！」という言葉があります。「ハラワタ」が怒りの象徴のように用いられてきたわけですが、これも腸内細菌の乱れゆえ。こういう人が急激に穏やかな性格になったら、本人に合った腸内細菌が定着したことになります。実は筆者自身もたまに糠床が管理不足で腐ってしまったり、失敗して食べられなくなると、なんとなく気が短くなるように感じていましたが、これも腸内細菌の乱れのなせるワザだったわけです。

有病者においては、その症状の改善によって腸内細菌の定着が自覚できるでしょうが、継続しないと元に戻ってしまう可能性があるということを知っておいてください。

以上のことから、腸内細菌がいかに健康を支配しているかがおわかりになるかと思います。前出の消化器内科の先生をはじめ、私の周りでも一部の医療関係者の方々が認識してくれていますが、一般的にはまだまだ理解されているとはいいがたい状況です。しかし逆にいえば、これらの事実が広まることで、さまざまな慢性病が自分で簡単に治せることになると考えています。(※巻末参考文献㊼㊽参照)

〈コラム●K2シロップへの疑問〉

当院でも最近、妊婦や経産婦の患者さんが多くなりましたが、その中で気になる現象を確認するようになりました。

少し前に2歳児のお子さんが虫歯治療ということでお母さんに連れられて来院されました。さすがに2歳前後で虫歯なんてあり得ないと思ったのですが、そのお母さんが人一倍健康志向の強い方だったので、神経質になり過ぎて何かを虫歯と見誤ったのかなと考え診察してみると、なんと確かに虫歯が数本あったのです。そこで一応確認で「これまで何かお薬を飲まれましたか？」と訊くと、「一切飲ませていません！」と、いかにも心外そうな返事が。

私は怪訝に思いながらも、そのお母さんがたまたま持参されていた母子手帳を見せてもらうと、病院でその子が「K2シロップ」を3ヶ月間服用していたことが判明しました。「K2シロップ」について少し説明させていただくと、その名のごとくビタミンK2摂取のために開発された経口投与用シロップということになります。そもそもこのビタミンK2は血液凝固に関与するもので、これが不足すると人体は出血しやすくなり、それが赤ちゃんに影響した場合、新生児出血性疾患ＨＤＮ（Haemorrhagic Disease of the Newborn）を引き起こし、特に脳内で出血すると命に関わるといわれています。そしてこのビタミンＫ２は腸内細菌によって合成されるので、まだ腸内細菌が整っていない新生児では自身の体内で生成することができないとも。（※巻末参考文献㊾参照）これが他の必要物質であれば、胎内でお母さんから胎児に供給されるところ、ビタミンＫ２は胎盤を通過しないため胎児まで届かず（※巻末参考文献㊿参照）、従って病院側としては、その赤ちゃんのビタミンＫ２不足を外部から補うために「Ｋ２シロップ」を用いているとの名目のようでした。私の知り合いの女性産科医の証言でも、彼女の知る小児科ではこれまで出生後２～３回だった「Ｋ２シロップ」の投与を、最近では10～13回に増やそうとする傾向にあるといいます。

ところが私が見つけた海外のある文献によると、ビタミンＫ２は口から摂取する経口投与ではその効果が期待できないとのことで（※巻末参考文献51参照）、私自身の臨床知識においても、赤ちゃんのビタミンＫ２摂取のためには、妊娠中にお母さんが食事で納豆を食べていれば充分なはずと認識していました。

ではなぜ、病院側はそんなウソのような名目で「K2シロップ」を赤ちゃんに投与するのか？　その理由を私は『利益』のためと考えます。製薬会社が作る「K2シロップ」を病院側が仕入れ、赤ちゃんの安全を名目に使用、そうすることで製薬会社が儲け、病院も便宜を図ってもらう……このような私欲にまみれた相関関係ができているのではないでしょうか。

最後にまとめましょう。

まず、我々が思っている以上に様々な物質が胎盤を通過することを、私はアメリカで学んできましたが、それを踏まえて、赤ちゃんのビタミンK2不足を補うためには、お母さんは妊娠後期にできるだけたくさんの納豆を食べてください。そして出生後に赤ちゃんの歯茎や皮膚からの出血を確認してみてください。そこで軽度の出血が見られ、簡単に止血しない場合や、その他緊急時にはビタミンK2の注射をお勧めします。（※巻末参考文献㊾参照）ですので、「K2シロップ」の服用は原則的に考えないほうがいいでしょう。その一番大きな理由として、「K2シロップ」に含まれているのはビタミンK2のみならず、様々な添加物・化学物質などの有害物だからです。

最初に紹介した2歳児のケースでも、それらが原因で早期に虫歯が発症してしまったとしか考えられないのです。その後もさらに調べてみると、湿疹ができたり、その他問題が少なからず起こっていることがわかりました。今後も様々な副作用が表に出てくるものと考えられますが、そのときになってからでは遅いのです。よほどの緊急時以外、3歳までは、この「K2シロップ」をはじめ、化学物質・化学薬品等を極力接種しないようにしましょう。

患者の健康よりも、企業・組織の利益が優先する日本の現状を受け入れてはならないのです。

また上記に加えて、3歳までは化学繊維の肌着の着用や、消毒剤の使用、香料の摂取等もアレルギーなどの原因となることを知っておいてください。たとえ一般的な洗剤であっても、それに含まれている成分の詳しい内容を確認することをお勧めします。

◉第3章

0〜1歳の食事

いわゆるゼロ歳児ともいいますが、誕生から1歳までの期間についてお話しさせていただきます。この時期はまだ会話も成り立ちませんので、お母さんも可愛い反面、産後の体調の回復期ということもあって、とても難しく重要な時期かもしれません。

❶母乳の価値

少し前までは、牛乳もしくは人工乳があれば母乳はいらないとまでいわれたことがあったかもしれませんが、近年では母乳で育った子供は明らかに健康であることが証明されています。それでは母乳にはどれほどメリットがあるのか？　その特徴を解説していきたいと思います。

●初乳と母乳は明らかに赤ちゃんの免疫力を上昇させます。実はその成分的にも免疫力を上昇させる成分が入っています。初乳はタンパク質、免疫因子（白血球、抗体、免疫グロブリンA：IgA）、成長因子、ベータカロテンが豊富であり、HMO（ヒトミルクオリゴ糖）に至っては成乳の2倍にもなります。

●初乳と成乳の分類については、成乳は初乳から4週間で完全移行し、脂肪、炭水化物と全体量（タンパク質の少ない）が増加し、90%が水分です。

●母乳内に母体腸内フローラと同様の菌叢が確認されており、新生児の腸内フローラの生着に重要といわれています。また、乳房に付着しているお母さんの大事な菌を摂取する必要もありますし、母乳自体に免疫力アップ効果があります。

●母乳の成分には鉄分が少ないのですが、その代わり消化・吸収しやすい形で効率的に存在しています。このことをはじめ、すべてにおいて新生児の健康に役立つようにできているのです。

　ちなみに人工乳は母乳に比べて鉄分の吸収率が5分の1ほどと低いため、それを補うために鉄分を5倍も添加しており、このことによる腸内悪玉菌の繁殖と酸化が問題視されています。

●人工乳を飲ませ続けると、赤ちゃんは母乳を吸わなくなってしまいます。結果的に乳首への刺激がなくなり母乳が出にくくなってしまうという悪循環が生じます。それだけではありません、お母さん自身も赤ちゃんとの一体感が薄くなり、母子間の愛情が脆弱になる可能性もあるのです。

●人工乳は、将来的に赤ちゃんのアレルギー疾患発症率を上昇させることが確認されています。

●アメリカ小児科学会では、母乳育児の子供は1型・2型糖尿病の発症が極端に少なく、また母親側においても母乳育児をすることによって1ヶ月ごとに子宮内膜がんのリスクが2％減少、また母乳育児の回数期間が多いほど乳がん・卵巣がんリスクが減少すると発表されています。そのほか、母乳育児のメリットは枚挙にいとまがないほど多数あります。

●お母さんには大変なことかもしれませんが、母乳はなるべく3歳になるまで飲ませてください。実は、0～1歳、1～2歳、2～3歳と赤ちゃんの発育に合わせて、それぞれ有効な母乳成分が異なるのです。（※巻末参考文献㊼参照）そして、これは驚きの事実かもしれませんが、実は赤ちゃんに母乳を提供している間、お母さんは赤ちゃんに守られているということを知っていただきたいのです。母乳を提供している間、お母さんご自身の身体の免疫力はすばらしく維持されており、これは授乳中に分泌されるオキシトシンというホルモンのおかげなのです。

私が最も大事に考えているのは、人間にとっての自然な生き方です。文明や技術の発達によって、確かに人類は楽で楽しい暮らしを謳歌できるかもしれませんが、代わりにとても重要なものを手放すことになります。たとえば、風邪等で発熱があった場合、辛い時期をガマンして自然に熱が下がるのを待つよりも、解熱剤を使って熱を下げるほうが楽で簡単かもしれません。母乳育児より人工乳による育児のほうがお母さん的には楽かもしれません。しかし、解熱剤も人工乳も将来的にさまざまな病気を発症させるリスクを有する警戒すべき薬剤・化学物質なのです。それぞれ事情がおありでしょうが、できるだけ人工的なものを避けることが必要です。自然の声を自然のままに聞き入れ、日常的に自然に生きようと心がけることで、人間本来の健康を維持していただきたいと願います。

【参考1】母乳自体も最初の前乳は薄くて水っぽく（喉の渇きを潤すため）、後乳は脂肪、カロリー、ビタミンAとEも増加します。

【参考2】母乳の昼と夜の違い：母乳は体内時計のようなもので、睡眠ホルモンのメラトニンの前駆体であるアミノ酸・トリプトファンの母乳中の濃度が朝には低濃度なのが、夜には高濃度になり赤ちゃんの睡眠に貢献します。

【参考3】「赤ちゃんの唾の逆洗：Baby spit backwash」と呼ばれる現象があり、これは授乳中に乳を吸うことによって赤ちゃんの口の中が真空になり、母乳と赤ちゃんの唾液が混ざり合ってお母さんの乳首に戻ることをいいます。それによって赤ちゃんの免疫力の高低を察知したモントゴメリー腺などが反応して、母乳中の白血球レベルが上昇し、赤ちゃんの免疫力をアップさせるといわれています。

❷母乳を3歳まで出すには

前述のように母乳は3歳になるまで飲ませていただきたいのです。しかしもちろん、その頃まで母乳を出し続けるのはそう簡単なことではありません。

ここで改めて母乳育児のメリットと重要性をまとめておきましょう。

●人工的な栄養を与えないでください。前述のとおり、一般的には人工乳はその吸収率の悪さを補うために含まれる鉄分が母乳より多いといわれていますが、それゆえ酸化の懸念が生じます。しかし、それが母乳ならば酸化の心配をすることなく、確実に鉄分が消化吸収できるようになっており、完璧な栄養素足りえているのです。まさに母乳に勝るものはないのです。また、人工乳には多分に牛乳成分が含まれており、これが有するＩＧＦ−１という成長ホルモンは人間にとっては効き過ぎてしまい、様々な弊害を生みます。

●願わくば母乳を出すことを諦めないでいただきたいのです。そのために有効なお薦めの食材としては黒ニンニクがあり、これを摂取することで母乳量が増える可能性があるといわれています。現時点でその詳細な効果が正式に分析・証明されているわけではありませんが、私の患者さんを中心に実際に用いている多くの母乳育児のお母さん方から高い効果のほどを聞いています。おそらく黒ニンニクに含まれる成分が代謝機能を上昇させているのでしょう。

●皆さん、あまり聞いたことがないかもしれませんが、私が密かにひょっとして母乳を出す効果があるのではないかと思っているものに「胎盤食」があります。昔から一部で出産後に自分の胎盤を食べると出産した体にとってよいといわれているのですが……しかも、実践した人に聞いたところによると、意外とおいしいという真偽の定かでない話も……？　ただ、一般的には表立ったものではなく、衛生面や倫理的な問題も含めて、食べさせてくれるかどうかは病院や助産施設次第でしょうから、そう簡単なことではないようです。ただし、自然界の動物は皆食べています。このことから、生物本来の営みにこそ最も大事な意義があると考え、私としては、今後、胎盤食の人間にとっての効果や安全性についての研究が進み、正しい分析と評価が確立されることを期待したいところです。

●乳首や乳房にできるだけ刺激を与えることが大切です。そのためにも頻繁に母乳を与えるよう努めてください。お産後のお母さん方への取材では、多くの方が母乳を与えれば与えるほど、明らかに母乳が出やすくなるとおっしゃっていました。これは言い方を換えると『制限しない授乳』ということになり、乳房を空（カラ）に近づけることで、母乳分泌抑制因子を低下させる効用があるのです。

●最後に歯科医師の立場から母乳育児のメリットを説明します。お母さんのおっぱいを吸って母乳で育った赤ちゃんは、口の周りの筋肉（口輪筋）が正しく発達し、将来的に問題のある口呼吸の抑制や、不正咬合（悪い歯並び）を予防することになります。これがたとえば人工乳育児だと、当然哺乳瓶を用いた授乳となるわけですが、これは大切な母乳育児を阻害する上に、口が開きっぱなしになる『開口』の問題を引き起こします。同じ理由で『おしゃぶり』の使用も避けたほうがよいでしょう。現に、乳頭混乱の原因となり母乳育児継続の妨げとなるものとして、WHO／UNICEFの『母乳育児成功のための10ヶ条』にも反していています（※状況により短時間の使用であれば、医師と相談の上、可）。

ただし、ドイツを代表する哺乳瓶・おしゃぶりブランドの「NUK（ヌーク）」の商品はその限りではなく、母乳育児を阻害せず、赤ちゃんの発育のことを真剣に考えたものであると私的には評価しています。元々、ドイツで子供の歯並びの悪化や、発語障害が深刻な社会問題になったときに医師や助産師が『おっぱいに近い形で飲める』ことを標榜し共同開発したものだけに、筋機能訓練的にも口唇閉鎖力を鍛えるためにも優れた効果を発揮し、赤ちゃんの舌や顎の発達を促しているのです。

〈コラム●口呼吸と不正咬合〉

口呼吸：授乳とは、赤ちゃんの口でお母さんの乳首を吸うことで母乳を吸い込む行為です。つまり、授乳中は口がふさがっていますので（授乳器だと吸う力がいらないので別物）、鼻で呼吸しなければならないことになります。そしてこの行為がヒトの本来的な鼻呼吸を促すことになるです。本来は口ではなく、鼻で呼吸する鼻呼吸が正常な呼吸法なのです。ではなぜ口呼吸が悪いのか？　それはこういうことです。

口で呼吸すると口の中に好気性菌（酸素を好む菌）が増えます。この好気性菌は歯茎等に炎症を起こしやすく、また口臭が強くなります。そして実は免疫力も低下させてしまいます。加えて本来は、鼻呼吸では空気中の菌や埃などに対して、鼻毛等がフィルターとなって体内への侵入を阻止するので、風邪等の病気にもかかりにくくなります。

不正咬合：3年どころか、もっと早めに授乳が終わってしまうと、不正咬合になるリスクが高くなります。不正咬合には反対咬合（上の歯と下の歯の噛み合わせが反対の噛み合わせ：受け口ともいう）と、開口（前歯の歯が噛み合わない状態）がありますが、前述の「ヌ—ク」は人間の乳首と同じような構造になっており、上の前歯が外に出るように設計されています。つまり、通常の母乳の授乳では特別に「ヌーク」など必要ないということになります。母乳による授乳で自然と不正咬合（噛み合わせの異常）にならないようにできているというわけです。

つまり、母乳による授乳では乳首を吸う吸啜反射（吸う反射）によって、口の周りの筋肉が発達し、早めに授乳を終えてしまうと逆に口の周りの筋肉が未発達になり、歯が出っ歯になって噛み合わせが悪くなってしまうことになります。またその反対に、前述の噛み合わせが反対の「反対咬合」になったりする場合もあります。ひと口に授乳といっても、このようにさまざまな影響を及ぼすことになるのです。その確率は100%とまではいえないものの、限りなく高いものになるでしょう。

我々歯科医師は幼児期のお子さんの歯と歯茎を診て、将来噛み合わせが悪くなる可能性をある程度予測することができます。あるいは、クリニックに「ピロピロ(別名：巻き笛／口に咥えて吹く玩具)」が用意されており、これを用いて口の周りの筋肉の発達具合を確認します。授乳を早めに終えてしまったお子さんは音が出るほど強く吹く力がないのです。つまり、授乳時に口の周囲の筋肉が発達できなかったということです。このように3歳までの母乳での授乳は重要なのです(※大阪府泉大津市で開業している小西康三歯科医師が「ピロピロ」の使用が口輪筋の機能に関連することを発見しています)。

あるいはもう一つ検査方法があります。それは「グミ」を噛んでいただくのですが、普通は口を閉じながらモグモグ噛むのが一般的ですが、口の周りの筋肉発達障害のあるお子さんは、口を開いたままクチャクチャ噛む傾向があるのです。

逆に一般的にヒトの離乳期は4歳と判断されているとおり、ごくまれに3〜4歳以降も続けて母乳授乳している場合も不正咬合になることがあります。とはいえ、このあたりの授乳のやめさせ方は歯科界の常識として多くの歯科医師が詳しく知っていますので、それほど心配することもないでしょう。

❸補完食

日本では生後6ヶ月前後から補完食（※聞き慣れない言葉かもしれませんが、正しくは〝離乳させるために食べさせるのではなく、栄養素とカロリーを補うための食事〟ということで、WHOが提唱する表現です。以降、従来の意味での「離乳食」を、この正しい意味を踏まえて「補完食」という表記に統一させていただきます）

検査用グミのレシピ（砂糖一切不使用）

【材料】玉ねぎ、椎茸、イチゴ、粉ゼラチン、出汁50ml、水100ml、みかん、レンコン、その他お好みの果物

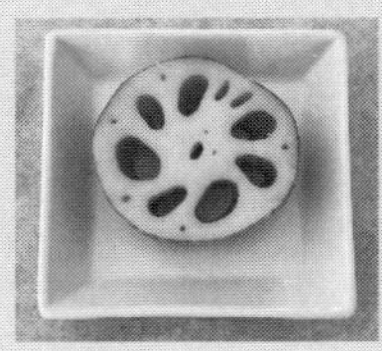
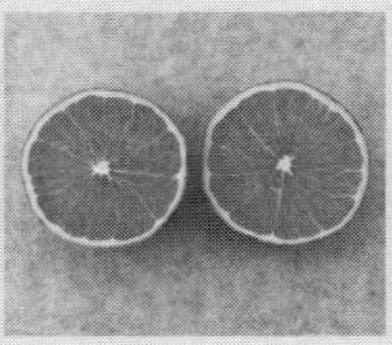
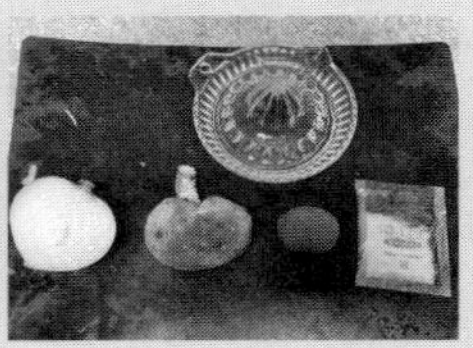

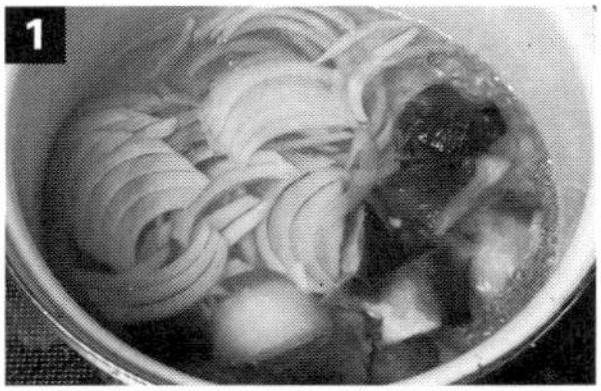

スライス状にカットした椎茸、玉ねぎを、あらかじめ鍋に入れた100mlの水から煮る

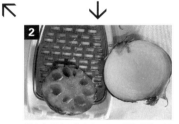

甘みを出すのにレンコン、玉ねぎをスリコギで細かく擦ったものを1の鍋の中に入れる

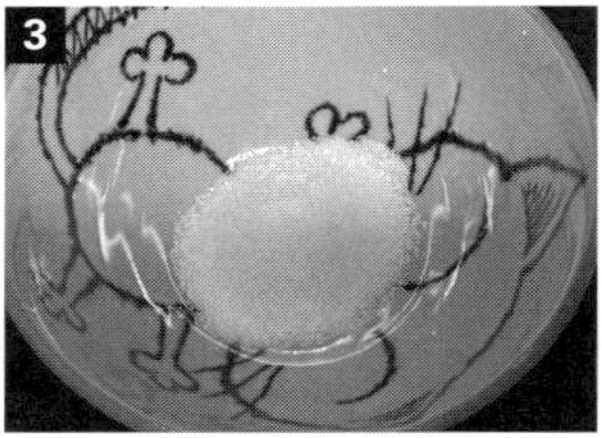

粉ゼラチンを少々の水で溶かし混ぜておく

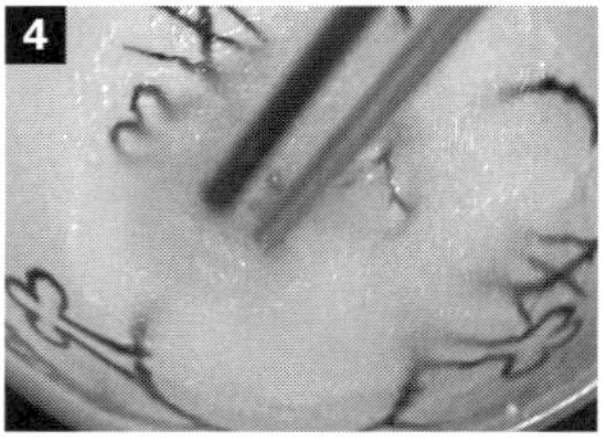

そこへ水を入れて混ぜる

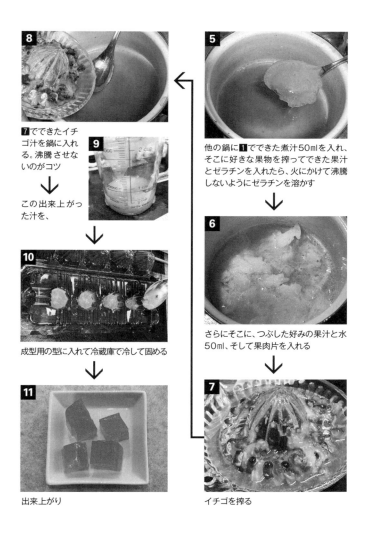

他の鍋に1でできた煮汁50㎖を入れ、そこに好きな果物を搾ってできた果汁とゼラチンを入れたら、火にかけて沸騰しないようにゼラチンを溶かす

さらにそこに、つぶした好みの果汁と水50㎖、そして果肉片を入れる

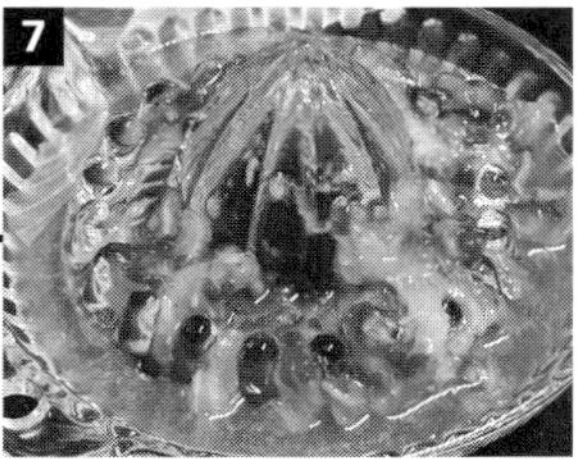

イチゴを搾る

7でできたイチゴ汁を鍋に入れる。沸騰させないのがコツ

この出来上がった汁を、

成型用の型に入れて冷蔵庫で冷して固める

出来上がり

を推奨しています。しかし実は一方で、補完食が早ければ早いほどアレルギーが発症するというデータが存在するのです。

私の義理の兄が小児科医をしているのですが、彼は「3歳までは子供に動物性タンパク質を摂取させてはならない！」といっていました。その理由として、3歳までは乳タンパク分解酵素が分泌（生成）されるが、逆に3歳までは動物性タンパク質を分解する酵素は分泌（生成）されないため、肉類の動物性タンパク質は与えてはならないというものでした。

このような事情から、私としては補完食を与えることに関して、かなり慎重に考えていただきたいと思っており、そのスタート時期は1歳を過ぎてからと考えています。

その理由について以下に述べていきたいと思います。

(1) 補完食の基本

補完食は、どんなに早くとも生後6ヶ月以降の開始をお願いします。できれば満

1歳以降が理想的です。とはいえ、もちろんいきなり固形の一般食は厳禁です。中にはなんと穀物類でお粥のようなものを食べさせるケースもあるようですが、私はお勧めしません。基本は野菜や果物などの植物性食品です。具体的にはジャガイモ、インゲン、ニンジン、エンドウ豆を加熱調理後にペースト状にして完成となります。フルーツは生のままミキサー等でつぶして、そのまま食べさせてあげてください。

生後8ヶ月後には、調理した豆腐や豆類など、タンパク質の豊富な食品の摂取が可能となります。ただしここではまだ絶対に動物性タンパク質の食品を食べさせてはいけません。この段階ではまだ赤ちゃんはそれを消化吸収できないので、無理に食べさせると将来的にアレルギー疾患を起こしてしまう恐れがあります。

また、日本ではただ単にお粥のような炭水化物を、しかも白米で食べさせる習慣もありますが、これではビタミンやミネラルがまったく足りないことになり、将来肥満体質の身体になってしまう恐れがあります。ぽっちゃりなお子さんや肥満成人はこれらのことがきっかけになっていることが多いようです。

補完食のスタートレシピ

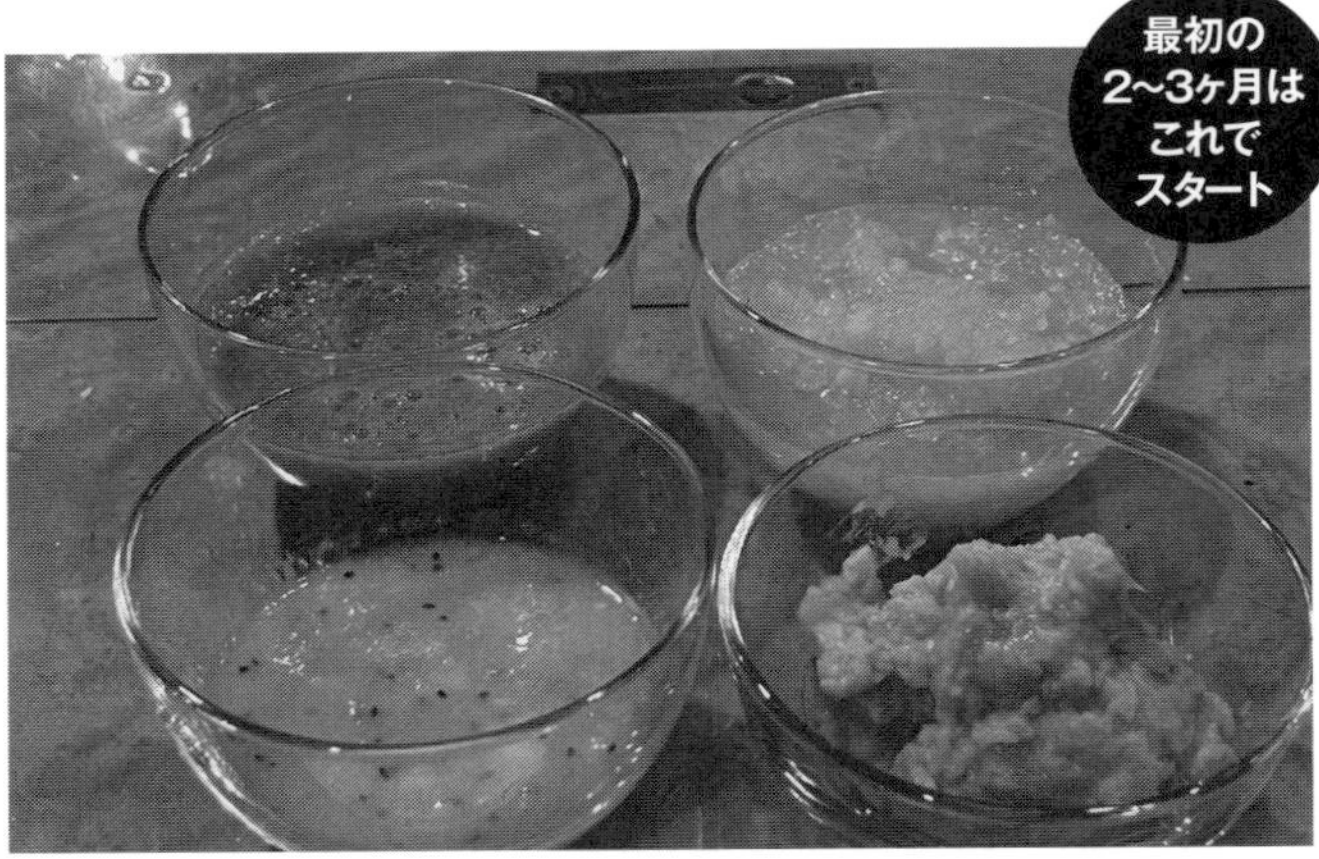

❶メロンピューレ

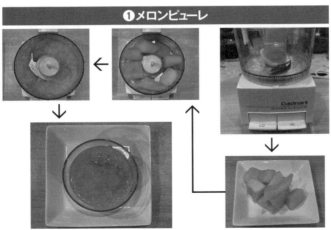

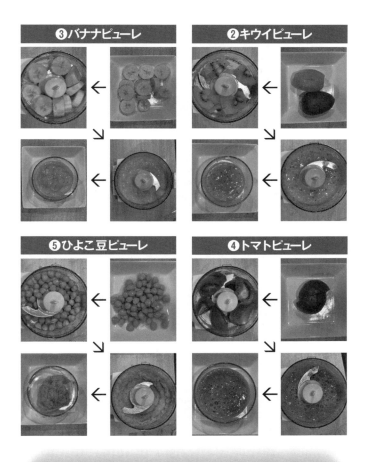

❷キウイピューレ

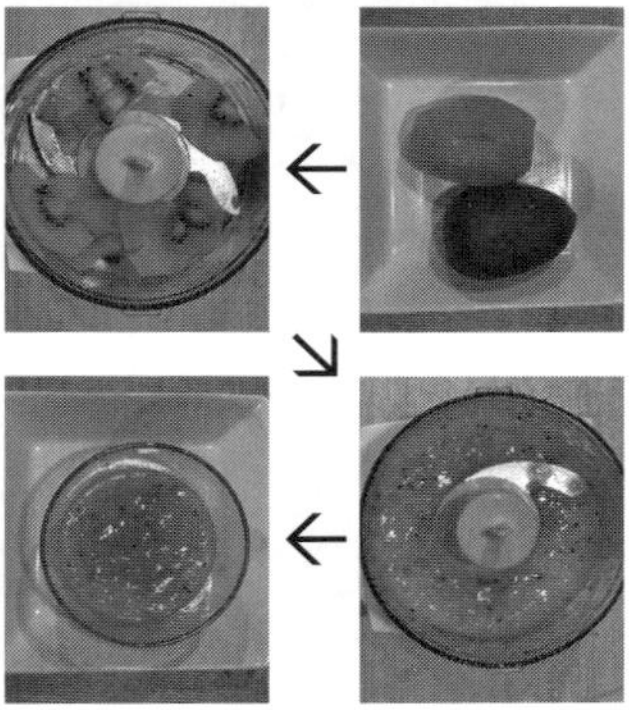

❸バナナピューレ

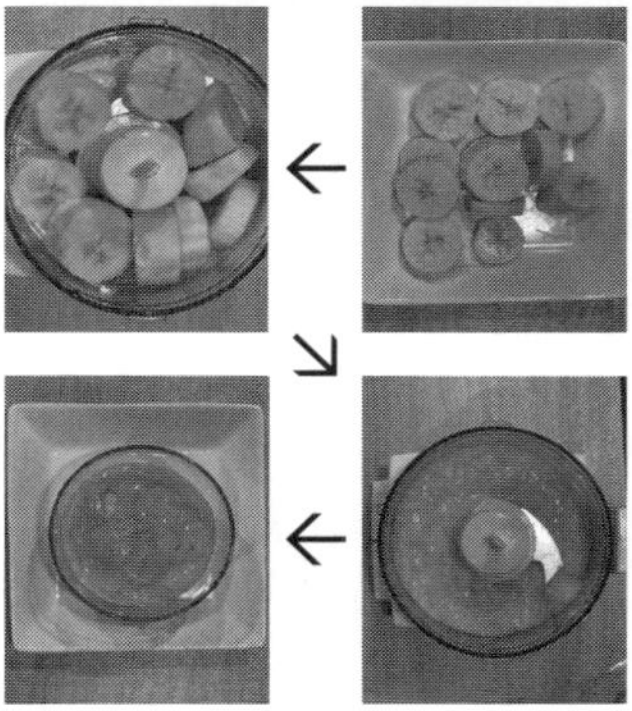

❹トマトピューレ

❺ひよこ豆ピューレ

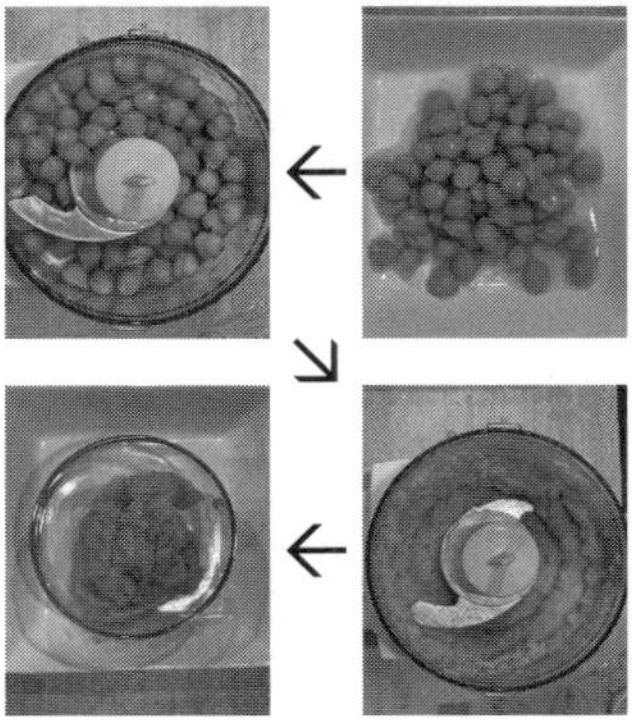

野菜は加熱調理後にペースト状にして完成となりますが、
フルーツは生のままミキサー等でつぶせばOKです

さらにまた、実は補完食が赤ちゃんの将来の食べものの好みを決定してしまう可能性があります。そこで原則的に補完食には塩分等は一切使用しないようにしましょう。でないと将来、塩辛いものが大好きになってしまうかもしれません。当然、市販のベビーフード等は添加物や塩分の有無を必ず確認する必要があります。いい換えれば、補完食には一切の味付けは必要ないということです。これはその先の成人になっても同じで、薄味の味付けを心がけていただくことが健康のための必須ポイントとなります。つまり補完食だけでなく、幼少期からも食事はできるだけ薄味で調理していただきたいと思います。すでにご存知だとは思いますが、調味料は増やせば増やすほど、濃い味に慣れてしまい、薄味を避けるようになってしまうのです。

そしてもう一つ、重要な事実があります。それは補完食、あるいは3歳までに塩分の多い食事に慣れてしまうと、それが酸性体質にもつながり、将来がん体質になる可能性が高いということです。体内の塩分が多くなると、せっかく摂った栄養が吸収できなくなり、その挙句にがんになりやすい体質になってしまうのです。

❹０歳児の対応

(1) ０歳児の特徴

０歳児では当然、会話はまったく成立しないので、お子さんそれぞれの特徴を掴むことが大切です。赤ちゃんは自分の主張を言葉で訴えることができません。しかし例えば、元気で活性状態にあるときは、足や手のひら(掌)にしっとり感があり、逆に眠くなるとそれらがサラサラ状態になります。筆者も実際に自分の孫に接することでそれを体感することができました。

次に、赤ちゃんは最初から音に反応します。先に触れたとおり、妊娠中から外から音楽（原語による世界の子守歌）を聴かせていると、出生後にもその音楽に反応しやすいのです。やはり、赤ちゃんにとってはどこの国の子守歌であろうと心に響き、安心して眠りに就くことができるようです。また、多彩な国々の言語に触れることで、将来の外国語のヒヤリング能力にも好影響を及ぼすかもしれません。そういった意味では、将来英語が得意な人間に育てたいと思ったら、妊娠中からずっと英語の子守歌、そしてその後も英語の歌を聴かせることが有効かもしれませんね。一方で世間では、日本語も満足にできないうちに英語を聴かせるなんてよくないという人もいますが、これはあくまで英語が不得意な大人の意見です。赤ちゃんは我々成人には到底理解の及ばない高い能力を秘めているのです。甘く見てはいけません。

また、赤ちゃんの出生直後の視覚は、大まかに明るいか暗いかの区別がつくくらいかと思いますが、3ヶ月ぐらいから動くものなどに反応し始めるようです。そしてその後半年から8ヶ月ぐらいの間には周囲の家族を認識するようになります。それに対して聴覚は最初からかなり敏感なようです。

これは少し余談になりますが、筆者は人と話しをするときは、自然に相手の声に音の高さを合わせます。そうすることで相手は私の声を聴きやすくなると思うのです。それは赤ちゃんの場合でも同じなようで、赤ちゃんの声の高さに合わせてそっくり真似をすると、ものすごく反応すると感じていました。たとえば、犬や猫の鳴き声を真似るのといっしょのことをすると、とても喜んでくれるのです。

(2) 赤ちゃんは人類の歴史

大きくいえば、人類の発祥と赤ちゃんの誕生は同じ環境にあります。地球の長い歴史において、生命体は海から発生したといわれているからです。

●赤ちゃんは一つの細胞が分裂した結果、胎芽と羊水、絨毛、卵膜に分かれることから始まり、その羊水の中で育っていきます。人類も元々は海の海水の中から生命を得ることができたのです。赤ちゃんと人類の誕生には相通じるものがあります。

●生命の誕生から数週間後には、赤ちゃんも羊水の中で魚のエラのようなものができて泳ぎ始めます。

●母胎からの誕生後は手を使い、ハイハイをして四つ足動物のように歩き、その後二足歩行できるようになります。二本の前足は指を使えるように進化し、それは人類全体がさらなる技術的進化を遂げていく様子と相通じています。

このように、まさに人類が地球上に生まれ、進化していくのと同じ工程で成長していくのです。おそらく各段階それぞれに意義があり、赤ちゃんもその過程を楽しみながら着実に人生を歩んでいってほしいと思います。

(3) 乳歯の萌出

最近は出生時すぐに下の前歯が生えてくる赤ちゃんもいるそうですが、一般的には5～10ヶ月ぐらいで下の前歯が萌出してくるのが普通です。

乳歯の萌出前には、赤ちゃんにある兆候が現れます。突然気むずかしくなったり騒いだり、急にヨダレの量が増えて口の周りが爛れたり、歯茎が腫れたり、いろいろなものを口に入れて噛んだり、補完食を食べるのを拒んだり、寝られなくなったり、手で顔や耳をこすったりするのも乳歯の萌出の兆候と捉えてください。これらはある意味、仕方のないことなのです。

実は乳歯が生えてくる前に歯茎は軽い炎症を起こしているのです。乳歯は少しずつ伸びてきて、いわば歯茎を自ら切り開いて出てくるわけで、当然それに伴い、ムズ痒かったり、歯茎に熱を持ったり、痛みが出たりするのです。こういう事情をお

歯の成長

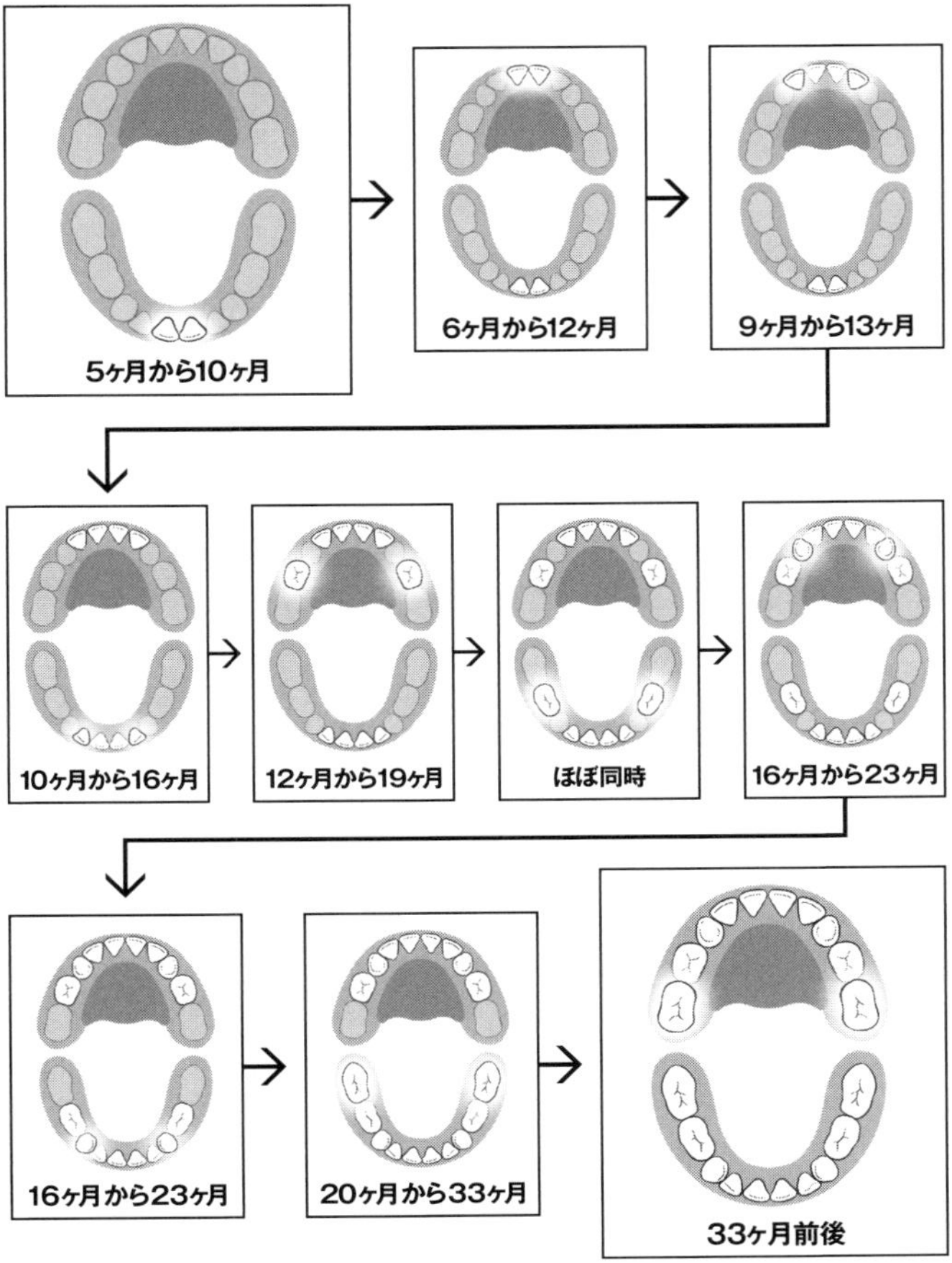
5ヶ月から10ヶ月
6ヶ月から12ヶ月
9ヶ月から13ヶ月
10ヶ月から16ヶ月
12ヶ月から19ヶ月
ほぼ同時
16ヶ月から23ヶ月
16ヶ月から23ヶ月
20ヶ月から33ヶ月
33ヶ月前後

母さん方もご理解いただき、やさしく大切に見守っていただければと思います。

癒合歯（歯と歯が癒着、くっついている状態）

実は乳歯には意外と癒合歯が多く驚かれるのですが、そのまま永久歯も癒合歯になることはほとんどありませんので、ご安心ください。永久歯が癒合歯になる確率は非常に低いのです。ただ、運悪く癒合歯になった場合は、本来の二本分の歯の幅より小さくなり、ひいては顎の成長度合いも小さくさせてしまう可能性があります。そこで将来の不正交合予防のためにも、前述の3歳になるまでの母乳育児を心がけていただきたいと思います。

◉第4章

1〜5歳の食事

本章が今回のメインテーマとなります。この幼少期の食事が将来を決定してしまうのです。前出のジャッキー先生の講義を受けたときには、本当に衝撃を受けたものです。ただし、それらはすべて合点のいくもので、これらの食事が病気知らずのアルカリ性体質を作るのです。お子さんの将来の健康、そしてよりよい成長のためにも、ぜひ、お子さんの食事の参考にしてください。

❶1歳後の食事

前述しましたが、日本では生後6ヶ月前後から補完食を推奨していますが、筆者的には1歳の誕生日以降をその目安にするべきだと考えています。つまり、日本の基準より約半年ぐらいずらしていただきたいのです。その具体については第3章の❷補完食の項を参考にしてください。

(1) まずは母乳から

母乳が先か、補完食が先か？　その順番がとても大事です。必ず母乳を先に与え、そのあとに補完食を与えましょう。栄養的に母乳のほうが明らかに整っていますし、前述のとおり多様な機能的にも貢献しているのです。逆に先に補完食を与えてしまうと母乳を飲まなくなってしまい、消化吸収にも悪影響が出てきます。どのような事情があっても、3歳まではできるだけこの順番を守っていただきたいと思います。ちなみに母乳育ちの赤ちゃんは舌と顎の動きがよいので、舌ですりつぶして嚥下できるため、「乳頭を舌でつぶす力と同じ圧力でつぶせるやわらかさのものは、固形で与えることができる」といわれています。

(2) 補完食

補完食は前述のとおり、細かく粉砕したりペースト状にしたものからスタートしてください。というのももう一つの補完食が関連する大切な事柄として、歯の萌出があります。基本的に乳臼歯が萌出するのは1歳半前後ぐらいになります。つまり補完食は乳臼歯の萌出後まで継続すべきということになります。補完食はペースト状なので噛まなくても問題ありませんが、一般食になると奥歯が生えてからのほうが噛みやすいのはいうまでもないでしょう。

⑶ 授乳時のお母さんの飲食・生活

基本的には授乳中は禁酒・禁煙を厳守してください。以前に授乳中の赤ちゃんからタバコの匂いがしていたのを経験しています。とんでもないことです。

とはいえ、お母さんも自由の利かない面も多く、どうしてもストレスが溜まりやすい状態にあると思いますので、その場合は適度な運動をお勧めします。気分転換にこれほど適したものはありません。また、適度な運動をすることによって血液循環の良化も期待できます。私も以前は体温が36・7℃でしたが、ここ5年間毎日5kmほどのウォーキングを実行しているおかげで、体温がいつも37℃を超えており、最高の体調を保っています。

そして授乳中は薬剤の服用も中止してください。もちろん、化学物質である食品添加物の摂取もやめていただきたいです。その理由はそれらが母乳の中に混在してしまい、将来赤ちゃんがアレルギー体質になる恐れがあるからです。

実は母乳には大量のカルシウムが含まれています。ですので、それを赤ちゃんに飲ませてしまうと、お母さんはカルシウム不足に陥ります。当然、大量のカルシウムを摂取して不足分を補わなければならないわけですが、ここで一つ重要な点があります。それは、カルシウムというのはリンとカルシウムのバランスがちょうどよくとれていてこそ効率的に体内に吸収されるものであり、これがよかれと思って乳製品や小魚、肉類を積極的に摂ってしまうと、これらはカルシウムと同時にリンが多過ぎてバランスが悪く、逆に食べれば食べるほどカルシウムが不足してしまうという事態を招いてしまうということです。日本ではこのことがちゃんと理解されていないため、現実にはカルシウム不足を起こしてしまっている人が非常に多いのです。そこで筆者の推奨する効率的にカルシウムを摂取できる食材としては、海藻類（特にヒジキ）と緑茶が挙げられます。ただし緑茶はかなりの量の農薬が含まれている場合が多いので、十分ご注意ください。

最後に最も重要なのが、カルシウム以外のアルカリミネラルの補充についてです。

お母さんと赤ちゃんの二人分ということになりますが、理想的には生野菜と果物を1日に6回以上食べてください。食べ過ぎても害はありませんので、食べられるだけ食べましょう。

ちなみに日本では、生野菜は身体を冷やすからよくないという人がいますが、まったくそんなことはありません。私もそうですが、菜食主義の人間に低体温の人は存在しません。たしかに冷たい野菜や果物は一時的に体温を下げますが、カロリーもゼロというわけではないですし、時間の経過とともに体温は上がっていくのです。

(4) 母乳を出す方法

多くの方に話を聞くと、母乳が出なくて悩んでいるお母さんがいかに多いことかを知りました。母乳を出やすくする一番のコツは、とにかく赤ちゃんに授乳する回数を一回でも多くすることといわれており、たとえほとんど量が出なくても、最低でも一日に8回以上授乳に努めてあげてください。その回数は多ければ多いほど効果的なようです。

それでは、そのほかにも一般的とされる方法について説明します。

①授乳前に乳房を温めたり、揉んでマッサージするとよい
②水分不足にならないようにする
③栄養バランスのよい食事を摂り、特にカルシウムは乳製品ではなく、ヒジキ等の海藻類で摂取する
④自律神経を安定化させるために、半身浴やヨガの呼吸法を取り入れてみる
⑤適度な運動（ウォーキングなど）に努める

一般的には育児と仕事を両立させているお母さんに悩みが多いと思いますので、各自の事情に合わせて、無理なく取り組んでみましょう。

(5) 母乳の保管

コンディション次第で母乳量が減ることも考えられます。そこで母乳が出るときは保存しておくことも考えておいてください。

搾乳した母乳の保管についてですが、冷蔵庫だと5～8日が限界です。冷凍庫ならマイナス20℃で6ヶ月間の保存が可能とされていますが、解凍して赤ちゃんに飲ませる前には、必ず匂いを嗅いで変な匂いがしないか？ 舐めてみて酸っぱくないか？ を確認するようにしましょう。

(6) 赤ちゃんの一般的な行動・ふるまい

もちろんそれぞれに個人差はありますが、一般的に赤ちゃんは1日にオシッコは6～8回、うんちは4～10回ほど、授乳は8～10回といわれています。筆者をはじめ、大人になってもそういう人は少なくありませんが、食べるたびにトイレを催してしまうというわけです。

指しゃぶり：よく赤ちゃんは寝ているときなど「指しゃぶり」することがあります。この指シャブリは3歳まではやめさせないでください。実はこの行為が不正咬合の一つである反対咬合（受け口）の予防になるのです。ただし、3歳を過ぎたら即やめさせてください。

そのまま続けさせると、開口（上下の前歯が噛み合わない）と、出っ歯になる可能性があるのです。

便の色：赤ちゃんの便の色によって、健康状態や摂ったものについて推察することができます。参考にしてください。

●母乳のみ…黄色
●粉ミルク…茶色で粘性が高い
●感染症…白色（ロタ、コレラなどの胃腸炎で白色水様便）
●血液混入…赤色または黒色
●胆嚢炎…無色（先天性胆道閉鎖症…白色−淡黄色）

❷ 2〜3歳前後の食事

2〜3歳前後の食事としましたが、目安としては補完食が終わった頃という線引きをしてください。従って場合によっては1歳半ぐらいでもよいかと思います。もちろん、補完食に負けず劣らず、2〜3歳の時期の食生活にも重要なポイントが多く存在します。

(1) 一般食の基本

補完食から一般食への移行は、奥歯の乳臼歯（第一乳臼歯）と乳犬歯が生え揃う1歳半ぐらいの時期がベストかと思います。つまり、奥歯でしっかり咀嚼できるようになったら少しずつ固形のものを食べさせていただきたいということです。

また、調理の仕方にも工夫していただきたいところです。もちろん、最初から硬めの調理は問題があるので、年齢とともに徐々に料理を硬めに調理していくようにしてください。

これは私が海外での食生活を送って気づいたことですが、日本では幼少期から成長期にかけて食べやすさ第一の柔らかいものばかり食べるようになったことで、子供は顎の成長が悪く、従って歯並びが悪くなってしまう傾向にあります。正常な歯並びのためにも、どういったものを食べるかは非常に重要なのです。

(2) 3歳までは食べてはいけないもの

先に触れたように、動物性タンパク質を分解する酵素は3歳以降に分泌されるようになり、逆に乳タンパク分解酵素は3歳を境に分泌（生成）されなくなります。これらの分解酵素の働き方から考えると、3歳を基準にして食生活パターンを変える必要があるということになります。例えば、肉や卵等の動物性タンパク質は3歳を過ぎてから食べさせたほうがよいということです。もし3歳以前に食べさせてしまうと、アレルギーの原因になってしまう恐れがあります。

また食品添加物を使用している食品は極力避けてください。世界中のどこを探しても、日本ほど食品添加物に対して規制の緩い国はありません。例えばこんなショッキングな出来事があったのを覚えておいででしょうか？　以前、西日本新聞ブックレット『食卓の向こう側』に書かれていたことです。福岡県内の養豚農家でコンビニの弁当やおにぎりを毎日3kgずつ母豚に与えたところ、奇形や死産が相次いだというのです。もちろんこれは賞味期限の問題などではなく、食品に含有される食品添加物が原因であると考えられるのです。

このように食品添加物は化学薬品そのものであり、できる限りそれが入っているものを子供たちに食べさせてはならないのです。

(3) 赤ちゃんが将来好きになる食べもの

驚かれるかもしれませんが、実はお母さんの好きな食べものが、赤ちゃんが将来大人になってから好物の食べものになることが多いのです。それは特にお母さんが妊娠中に食べたものと、この補完食後の食べものが影響するといわれています。従ってお母さんは、赤ちゃんが将来的に健康になるものを積極的に食べるか、もしくは赤ちゃんに食べさせるようにしてください。

たとえば自分でも、考えてみると両親が好きだったものを自然と好んで食べていたように思います。具体的にいうと「豆腐」など、物心ついた小さい頃からほぼ毎日のように食べ、いま現在もそれは続いています。そしてご存知のとおり豆腐は世界的にも健康食として著名であり、たまたまかもしれませんが、私は両親からよい食育を受けたのではないかと思っています。

しかし一方で、生まれつき嫌いな食べものというのもあります。補完食においても生まれつき嫌いなものは口に入れてあげても吐き出してしまいます。実際、筆者の娘は補完食時からカボチャが嫌いで、それは今現在も変わっていません。

なので、逆にいえば補完食時に食べられるものは、毎日食べさせることによってさらにもっと好きになる可能性があり、それを将来の健康を形作るものとして有効活用することが重要でしょう。

⑷もし赤ちゃんが野菜嫌いだったら?

生涯を通して健康になれる赤ちゃんは、野菜嫌いではないのが特徴です。その秘密もまた腸内細菌にあります。実はよい腸内細菌が腸内に定着した赤ちゃんは問題なく野菜が食べられますが、逆に薬剤等で腸内細菌が乱されると野菜が食べられなくなってしまうのです。そして性格も落ち着きがなく、キレやすい子供になる場合が多いのです。また、当院に来院されるお子さんのうち、上記のような性格の場合、必ず虫歯がたくさんあります。もちろん、ことは腸内細菌の問題ですから、虫歯のみならず他の病気を抱えている場合も多いのです。

そして、このような性格および野菜嫌いのお子さんのお母さんに問診で調べると、3歳までに多くの薬剤を服用したり、食品添加物含有食品等を気にせず摂っている場合が非常に多く、にも拘わらずほとんどの方がこの問題の重要性を理解していないというのが現状なのです。現在の日本人の間にアレルギー疾患が氾濫しているのも、このことが原因であると考えてよいでしょう。

(5) 血液脳関門

前述のような腸内細菌の乱れについては、薬剤や化学物質が腸内環境に悪影響を与えることに原因があることはご理解いただけたかと思いますが、実はもう一つ重要な問題があります。それは先にも触れた「血液脳関門」です。

いうまでもなく、脳は人類にとって最も重要な臓器の一つですが、その脳を守るために存在するのが血液脳関門です。これはいわば薬剤等の有害な物質が脳へ行かないようにするための『関所』の役割をしていますが、実はこの血液脳関門がちゃんと完成する時期が3歳なのです。つまり、それ以前に薬剤を用いると脳に悪影響を及ぼしてしまうため、3歳までは緊急時以外極力薬剤を摂取してはならないのです。また食品添加物に関しても薬剤の害悪に比べれば微小ではありますが、同じように警戒していただいたほうがよいでしょう。

そして、小児ワクチンについても薬剤であり、当然脳への悪影響を考えると接種してはいけません。このワクチンの問題については世界30ヶ国のデータが存在します。（※巻末参考文献㊿参照）　これは小児においてのワクチン接種後死亡率の調査ですが、その数値の高さに愕然とします。これを見ても、さまざまな感染症対策としてワクチンを用いるのではなく、これまでも触れてきたとおり、できるだけ自然と触れ合うことで免疫力を上げることを重要視していただきたいと思います。

❸3~5歳の食事

3歳以降になると、お子さんにもそれぞれだんだん個性や意思が出てきます。しかし当然、食事においてはまだまだ、お母さんや、周りの大人が管理していかなければなりません。それまでと同様に健康に配慮した食生活を心がけてあげてください。

(1)健康食を好きになる方法

基本的に子供が好む食事は、本来生まれ持ったものではありません。それは後天的に両親や周囲の大人が与えるものによって形作られているのです。つまり、おそらく多くのお母さん、お父さんは意識されていないと思いますが、実は周囲の大人たちが自分の好きなものを子供に食べさせるのが一般的であり、その分量が多ければ

30ヶ国における乳児死亡率とワクチン接種回数の相関性(2009)

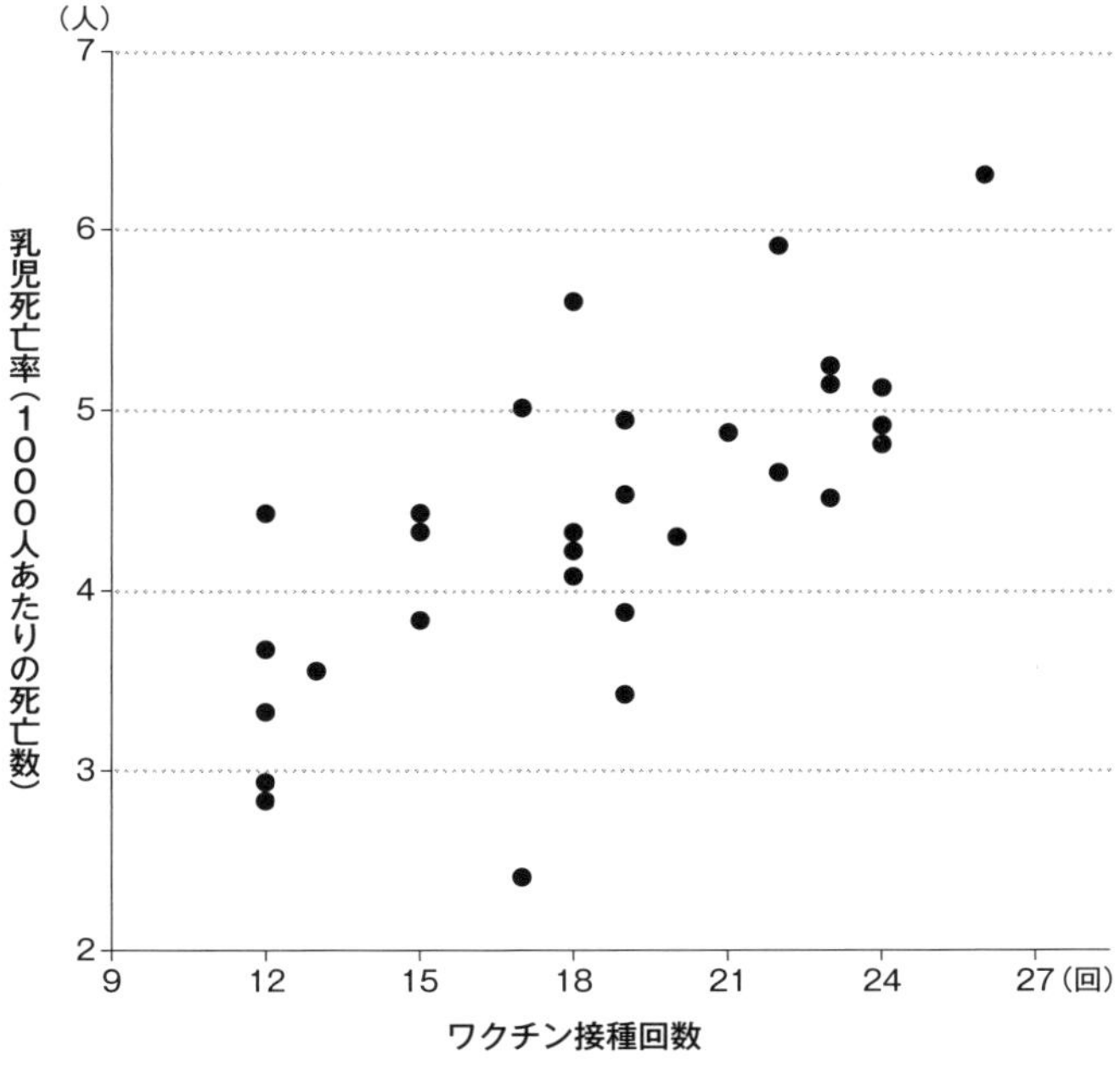

ば多いほど、あるいは頻度が高ければ高いほど、それが子供の好きな食事になっていくということなのです。確かに、自分の子供には自分の好きなものを食べさせたくなるという気持ちは、筆者も心情的にわからないではありません。

しかし当然、それでは将来的な子供の健康を形作れない恐れがあります。そうならないためには子供の好みの食事を健康食品にしていただくことが重要なのです。もちろん、補完食後の普通食においても同様です。

またこれに類する例として、筆者が虫歯の多いお子さんのお母さんに「甘いものを食べさせていますか?」と質問すると、「お祖父ちゃん、お祖母ちゃんが食べさせています」という答えが返ってくることが多いですが、確かに祖父母は子育てに責任感がないので、ついつい甘くなってしまうということでしょう。しかし当然、お子さんの健康な将来のためにはそれでいいわけがありません。昔よりも豊富になった知識を背景に責任感を持って子育てしていきましょう。

(2) 将来、病気を呼ぶ食べものと健康にする食べもの

基本的に何を食べると、どんな体質になるのか？　アメリカで学んできた最新医学に基づいて説明していきましょう。実はそれぞれの食べものによって特徴があり、これらを知ることによって、今まで食事と健康の関連性においてわからなかった部分が、ほとんど解明できるようになったのです。

●炭水化物

日本では炭水化物はごくごく一般的な必須栄養素と考えられていると思います。確かにエネルギー源としては有用で、昔から重要視されてきました。

しかし私は、口腔内で急性炎症を起こして来院された患者さんに、よく「本日より一切の炭水化物を控えてください」といいます。すると皆さん驚いて、「えっ！じゃあ一体何を食べればいいのですか？」と訊いてきます。実は炭水化物は、タンパク質、脂肪と並んで三大栄養素の一つとして重用されながら、同時に口の中で菌の餌となる曲者でもあるのです。従って炭水化物を食べれば食べるほど口の中で菌

が増え、結果的に炎症が治りにくくなってしまうのです。

もう一つ、カナダのアレキサンダー先生に教えていただいた情報を披露しましょう。(※巻末参考文献55参照) 日本人は体質的に炭水化物を食べると極端にビタミンCを消耗してしまう人と、まったく消耗しない人とに二分されるといいます。というのも、元々の日本人は炭水化物をほとんど摂っていない民族だったそうですが、約3千年前に朝鮮半島より移住してきた民族が米作りを伝承し、お米を食べるようになったことで炭水化物食が始まったといいます。そこで前述のビタミンCを消耗する人・しない人に大きく別れたものと考えられます。つまり、日本人の半分が炭水化物が体に合わない(ビタミンCを消耗する)ということになるのです。従ってそういう人たちは歯周病やがんになりやすいようです。

これを裏付けるように、日常臨床でも虫歯になりやすい人と歯周病になりやすい人がそれぞれ半分ずつの割合でした。中には少数ですが、両方なりやすい、両方なりにくい人もいらっしゃいました。そもそも虫歯の原因は血糖値の急激な上昇にあるので、虫歯になりやすい人は血管の病気(心筋梗塞や脳梗塞等)になりやすいのです。一方、歯周病になりやすい人は前述のとおり炭水化物が合わない人で、炭水化物を摂るとビタミンCを大量に消耗してしまうのと、がん細胞は炭水化物が大好物なので、がんになりやすいということになるのです。

以上のことを踏まえて、補完食後からの一般食では過剰に炭水化物を食べさせないでください。幼少期に炭水化物を頻繁に食べさせると炭水化物が大好きな大人になってしまい、将来的にさまざまな健康リスクを抱えることになります。また統計的にも生涯肥満体質になる危険性も明らかになっています。(※巻末参考文献㊻参照)

●肉類（肉の脂）

肉類は高タンパク質で健康には必要な食材と評価されていますが、筆者はほとんど食べません。理由はいくつかありますが、おもに肉を食べると疲れやすくなることと、体臭が強くなるからでしょうか。これらは理論的には肉類は腎臓に負担をかけるので疲労しやすくなり、加齢臭（オヤジ臭）の原因ということになります。

またアメリカの研究データでは、幼少期に肉を食べれば食べるほどがんの発症率が高いことが発表されており、確かに私の臨床経験に照らしても肉食、あるいは肉が大好きな人にがん患者が多いことを確認しています。（※巻末参考文献㊼参照）これについては他にもたくさんの文献が存在しています。

ちなみに私は、肉そのものというより、肉の脂が悪いと考えています。前述の炎症患者さんに対しても、炭水化物を一切断っていただくのと同時に、実は肉類も断っていただきます。なぜなら肉の脂は炎症を起こす作用があるからです。（※巻末参考文献㊽参照）逆に魚の脂は炎症を抑える作用があります。有名なのはＤＨＡ（ドコサヘキサエン酸）とＥＰＡ（エイコサペンタエン酸）です。従って、幼少期においても肉類の摂取は控え、代わりに魚を摂取したほうが、将来的に健康体質になることでしょう。

●乳製品

もうすでに乳製品の危険性については、世界的にかなり浸透しつつありますが、一方で根強くそのメリットを評価する声も絶えません。

確かに乳製品に含まれる成長ホルモン（IGF−1：インシュリングロスファクター）が作用することで、人間の子供においても成長が早くなることは確かであり、乳製品をたくさん摂っているお子さんは将来的にかなりの確率で身長が高くなります。それもそのはず、本来人間は誕生後成長し成人になるのに20年を要しますが、牛の子供はわずか2年で成牛になるわけで、それだけ強力な成長因子が含まれているのですから。また同じく、これも日常的な乳製品摂取の浸透が要因の一つと考えられますが、女の子が初潮を迎える年頃も昔は中学生ぐらいだったのが、今や小学生が一般的です。しかしながら、このように本来の生物的成長メカニズムを無理に早めることは、同時にがんの発症率を高めることも証明されています。これは乳製品に含まれる成長ホルモンががん細胞の成長まで促してしまい、本来働くべき免疫が間に合わなくなってしまうからなのです。（※巻末参考文献㊲㊳参照）これを裏付けるかのごとく、逆に成長の遅い人ほど長寿であるというデータも出されています。

これらを踏まえても、幼少期の乳製品摂取は避けるべきでしょう。特に学校給食で出る牛乳はできれば飲まないようにしていただきたいと思います。

また、日本では乳製品がカルシウム補給に最適だと考えられていますが、先にも触れたとおり、実はカルシウムは摂れば摂るほど不足してしまいます。本来、歯や骨はリン酸カルシウムといい、リンとカルシウムが一緒になったものであり、リンが1に対してカルシウムが2.5（P1：Ca2.5）という割合になっています。ところが乳製品はリンが15に対してカルシウムが1という割合であるため、乳製品を摂れば摂るほどリンが増えてカルシウムが不足し、歯や骨からカルシウムが溶け出してしまうのです。実際、乳製品をたくさん摂っている人ほど、骨折が多いのです。（※巻末参考文献⑲⑳㉑参照）

●野菜・果物

特に幼少期の食事は、野菜と果物を中心にしていただきたいと思います。タンパク質も動物性ではなく、豆腐などの植物性タンパク質が理想的です。一番大事なのは、幼少期には健康食を好きになってほしいということなのです。現実問題とし

カルシウムを多く摂っている国ほど骨折しやすい傾向がある

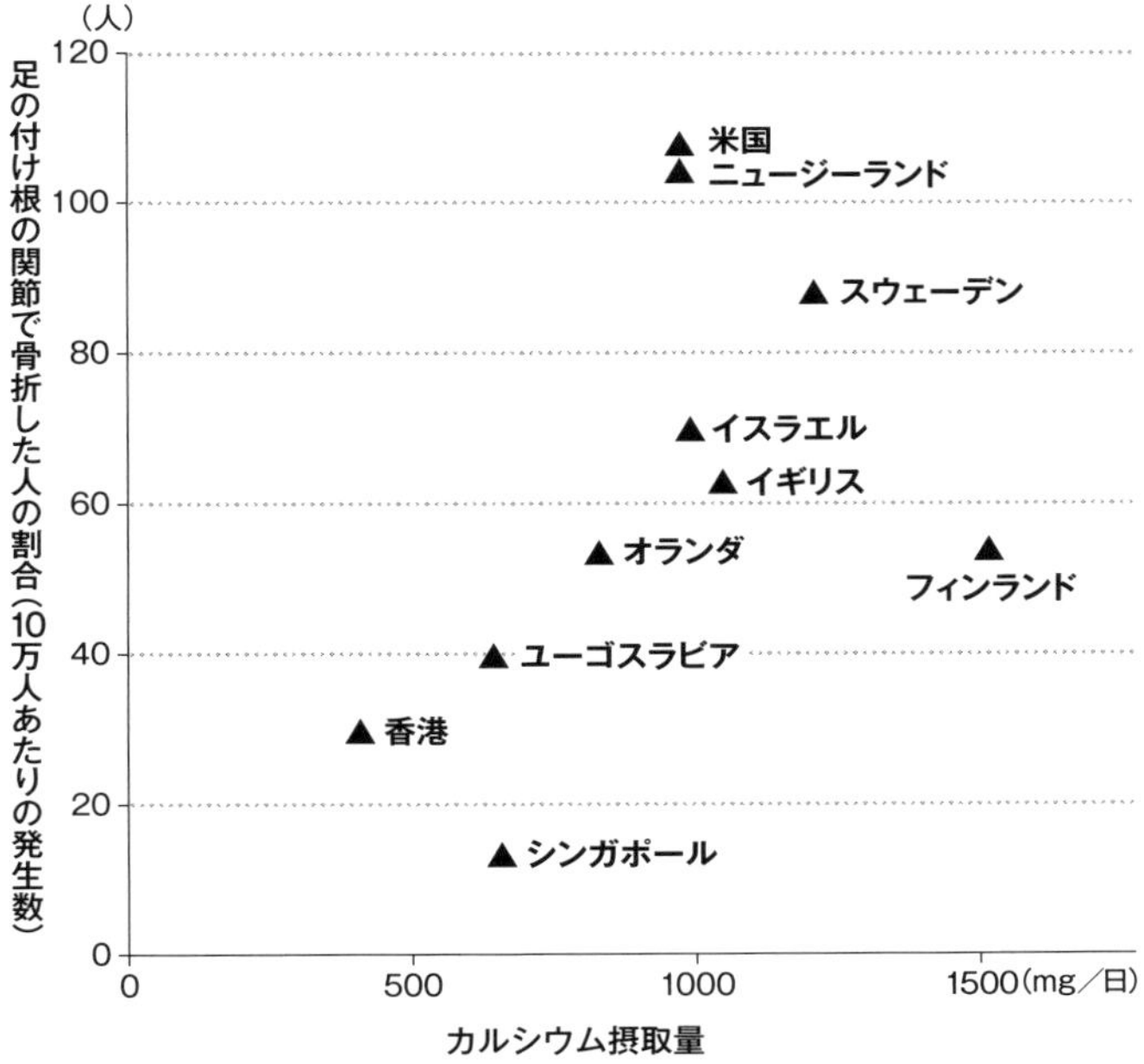

（Hegsted D. M., "Calcium and osteoporosis", Journal of Nutrition 116:2316-2319, 1986を改変）

て、ある程度の年齢になってから食事の好みを変えるのは簡単ではありません。一般的には望まざる大病等を患ったりしたことから、半ば強制的に食生活を健康食に変えるということが多いようで、筆者も大病というほどではありませんが、病気を機会に食生活を改善しました。しかしながらできるだけ早く、自然に自発的に変えていくに越したことはありません。

幼少期はまだ食の好みも固まっておらず無理なく健康食に変えられる上に、その先より長い健康生活を送れるわけですから、まさに最適の季節だといえます。

❹以降の食生活

小学校、中学校、高校と進学・成長していくに従って、子供の自由の範囲は広がり、好きな食事を摂れるようになります。しかしその過程では、当然体に合わないものを食べてしまう場合もあり、必ず体に変化が現れることを知ってください。

(1) 歯科疾患

特に虫歯ができやすいのは、血糖値が急激に上がりやすくなっているからです。もちろん、虫歯回避には昔からいわれているように甘いものを食べないようにすることも大事ですが、甘いものを食べなくても虫歯になりやすいのは、明らかに血糖値の急激な上昇が原因と考えられます。それは同時に血管を傷つけることになりますので、虫歯ができるということは、「こういうものを食べないでね」という体からの警告なのです。

それでは、血管が傷つかない、血糖値がゆっくり上がるような食習慣について説明させていただきます。

●ベジファースト（野菜から食べる）

まず野菜から先に食べて、次に肉、最後に炭水化物を食べるようにしてください。こうして血糖値の上がりにくいもの（野菜）から始めて、血糖値を上げやすいもの（ご飯等）で終えることで、血糖値はゆっくりと上がり血管を傷つけるようなことを防ぐのです。また、血糖値の上がりやすさを示す指数として、ＧＩ値（グリセミック・インデックス）が用いられます。

●早食いを避ける

早食いの人も血糖値が上がりやすくなってしまいます。そうならないためには、まず口の中に入れる食べものは少しずつにすること。そうすると食べものと唾液がよく混ざり、消化がよくなります。逆に一度にたくさんの食べものを口に入れてしまうと、唾液と混ざり合いにくくなり塩分濃度が上がってしまったり、逆に消化効率が悪くなり、食べたものの半分ぐらいしか栄養が摂れなくなってしまいます。気をつけるようにしましょう。

とはいいつつ、実は日本人には早食いの人が多いのですが、それは限られた時間内で無理やり食べなければならない学校給食にその原因があるのではないかと考えています。これは本当に困った問題です。

おもな食品のGI値

豆類							
食品	GI値	食品	GI値	食品	GI値	食品	GI値
さらしあん	83	うずら豆	55	グリーンピース	45	ピスタチオ	18
こしあん	80	レンズ豆	55	油揚げ	43	くるみ	18
つぶあん	78	がんもどき	52	豆腐	42	ゆば	15
うぐいす豆	58	厚揚げ	46	豆乳	23		
おたふく豆	57	あずき	45	大豆	20		

糖類							
食品	GI値	食品	GI値	食品	GI値	食品	GI値
グラニュー糖	110	黒砂糖	99	メープルシロップ	73	ゼリー	46
氷砂糖	110	水あめ	93	アイスクリーム	65	果糖	22
粉砂糖	109	はちみつ	88	ポテトチップス	60	人工甘味料	10
上白糖	109	生クリームケーキ	82	シュークリーム	55		
三温糖	108	クッキー	77	プリン	52		

飲料水							
食品	GI値	食品	GI値	食品	GI値	食品	GI値
梅酒	53	スポーツドリンク	42	日本酒	35	焼酎	30
ココア	47	カフェオレ	39	ビール	34	ミルク紅茶	20
コーラ	43	サワー	38	ヨーグルトドリンク	33	ブラックコーヒー	16
100%オレンジジュース	42	クリーム入りコーヒー	35			無糖紅茶	10
				ワイン	32	日本茶	10

果物							
食品	GI値	食品	GI値	食品	GI値	食品	GI値
イチゴジャム	82	すいか	60	さくらんぼ	37	いちご	29
パイナップル	65	バナナ	55	レモン	34	ゆず	28
乾燥バナナ	65	巨峰	50	なし	32	アボカド	27
缶詰黄桃	63	メロン	41	オレンジ	31		
缶詰パイナップル	62	柿	37	パパイヤ	30		

調味料							
食品	GI値	食品	GI値	食品	GI値	食品	GI値
コショウ	73	合わせ味噌	34	みりん	15	しょうゆ	9
カレールー	49	赤味噌	33	コンソメ	15	米酢	8
ねりわさび	44	ケチャップ	30	マヨネーズ	15	リンゴ酢	3
ガーリックパウダー	41	オイスターソース	30	マスタード	14	ワインビネガー	2
		めんつゆ	20	食塩	10		

※参考：永田孝行著『一番わかりやすい低インシュリンダイエットの本　完全攻略版』（朝日新聞社）

(2) 反抗期

昔から、反抗期は子供が成長するための通過儀礼として必要なもの的ないわれ方をしていますが、実は決してそんなことはありません。私の長い臨床経験においても反抗期のないお子さんは少なからずいて、しかも穏やかで優しい性格が多い上にほとんどが病気知らずの健康体。前述のLGS（腸漏症候群）の検査をしても、まったく腸内細菌が乱れていないことが確認されています。もちろん虫歯もほとんどないか、あっても非常に少ないのが特徴です。逆に反抗期がひどい場合は、LGS検査で腸内細菌の乱れが多く見られています。また一般的には甘党のお子さんほど反抗期の症状がひどいといえます。他にキレやすい、落ち着きがないなどの症状も原因は同じですので、精神的カウンセリングも大事ですが、糖漬けを用いた食事法による腸内細菌の入れ替えを考えるべきかと思います。さらに最近、100人以上の子供について調べて気づいたことは、やはり母乳を早い時期でやめてしまった子供は性格が荒く、落ち着きもなく、また虫歯も多いということです。

以上の理由から、ご自身のお子さんに反抗期がないといって心配されている方はその必要はなく、逆に健やかな成長を喜んでいただければと思います。

(3) 骨折

昭和から平成の昔、子供たちの骨折は滅多にあるものではありませんでした。しかし、最近の状況を聞くと、小学生でも一学年に一人は骨折しているといいます。それはどうしてでしょう？　これにもここまで何度も触れてきたように日本人のカルシウム不足が関わってきます。乳製品などから得られる動物性のカルシウム源はリンの割合が多いため、たくさん摂取しているにも拘わらずカルシウム不足になり、逆に骨がスカスカになってしまうのです。従って、骨折している子供たちの口の中は歯石だらけ……日本の栄養学の大きな間違いだったのです。

(4) 皮膚症状

多くの皆さんが、砂糖と皮膚との関連性についてご存知ないと思います。その細密な理由やメカニズムはまだ解明されていませんが、砂糖を多く摂っている人は皮膚に問題兆候が現れやすく、逆に砂糖をやめてもらうとご本人も驚くほど肌がきれいになるのです。ちなみにその症状は人によって異なり、脂ぎってベトベトの人もいれば、カサカサの乾燥肌の人もいます。前者は比較的若い人に多く、後者は年配者に多く見られますが、私の個人的見解としては、ベトベト肌は高脂血症、乾燥肌は末梢の血流不全ではないかと考えています。

筆者は以上のことを逆手にとり、大人の患者さんに砂糖をやめさせるためにも利用しています。砂糖を一切やめると赤ちゃんのようにきれいなしっとり肌になりますよ、と。皆さんもぜひお試しください。

◉第5章

将来、人に好かれる性格・天才に育てる方法

実は生涯の健康と同様に子供の性格と才能も、3歳までにほぼ決まります。筆者はこれらの驚きの情報を子育て中に知っておけばよかったと、未だに後悔しているほどです。では、よい性格、優秀な才能（天才脳）を持った人間になってもらうには、どんな育て方がよいのでしょうか？

❶1歳までの育て方

⑴天才脳

出生後に最も大事なことは、赤ちゃん自身が興味を抱いたものに周りが気づいてあげることです。赤ちゃんや子供はとにかく前のめりに好奇心旺盛で、いろいろなものに興味を持つものです。

ただし、我々大人は赤ちゃんが示している興味に気づかないことも多いので、逆に自分たちのほうから赤ちゃんに興味を持たれるような行動をとることもよいと思います。

世間一般的には人は年齢とともに周りに対して興味を持つことが少なくなるものですが、かくいう私は古希の年齢ながら、今でも人一倍いろいろなことに興味を持つ性格なので、むしろ赤ちゃんのほうに近いかもしれません。それはさておき、周囲の大人たちが、そのままの大人の感覚で判断してはいけません。赤ちゃんの目線に立って興味を引けるよう判断していただきたいと思います。

興味を抱くことは脳の発達には必要なことです。人間の能力はそうやって、とにかく使うことで伸びていくものなのです。逆に使わない能力はどんどん劣化してしまいます。そして興味を抱くこと、つまり好奇心は幼少期のみのことではありません。生涯に渡って脳の機能を活性化させる作用があるのです。従って赤ちゃんには、出生直後から始めて興味を持たせ、その後ずっと生涯に渡って好奇心旺盛な人間に育っていくよう導いていただきたいのです。

実はこれが天才脳を作るための一つのワザなのです。

(2)人に好かれる性格

さすがに1歳までは、言葉を発することはなかなか難しいと思いますが、褒めたりなだめたり、あるいは赤ちゃんの発する声を真似たりしてみてください。たとえ言葉が通じなくとも、褒められている、やさしくなだめられているという感覚は伝わり、赤ちゃんの心に喜びの気持ちを生むはずです。また、大人が赤ちゃんの声を真似してあげると、声をかけられ会話をしているような効果を生み、赤ちゃんの興味を掻き立てます。そもそも人間というものは会話がなかったら、相手に関心も湧きません。会話があることで初めて興味が湧いてくるものなのです。すなわち、人に好かれる人とは、関心や興味を持たれる人のことだと思います。そのためには会話力が必須となり、その会話力を育てるためには1歳までに興味を持たせること、話しかけて褒めたりなだめたりすることが重要なのです。赤ちゃん自身も愛されることを心地よいことと感じるようになり、将来より人を愛する人間になることでしょう。

❷1〜2歳の育て方

(1)天才脳

将来、我が子を天才脳に育てたいのであれば、とにかく赤ちゃんの嫌がることを絶対にやってはいけません。

たとえば授乳時、頭を押さえて無理やり乳房のほうへ向けてはいけません。赤ちゃんは頭を押さえられるのが大嫌いなので、泣いて嫌がります。また、両頬を指で挟んで口を開けさせてはいけません。赤ちゃんは頬に触れられるとそちらに顔を向ける習性がありますが、一度に両頬を押さえられると戸惑ってしまうのです。たとえ暴力を伴わなくても、このような幼少期における嫌いな行為を受けることは赤ちゃんにとっては虐待行為と同等になってしまいます。大人でも同様ですが、虐待行為を受けることで自信をなくし、劣等感が湧いてしまいます。

こうしてまずは小さい頃から自信を持たせることが、将来の天才脳を育てるコツなのです。自信を持つことで次から次へと興味が湧き、勉強意欲が高まるゆえに知識が豊富になり、さらにますます自信がついていくのです。

とはいうものの人間ですから、赤ちゃんも絶えず絶好調というわけにはいきません。時々で失敗や絶望も経験することでしょう。その場合、ストレス等でぐずる、キレる、乱暴したくなるということもあるのですが、そんなとき、赤ちゃんは腹を立てて噛みつく習性があります。しかしその際にも決して怒ってはいけません。とにかくなだめ慰めてください。このとき親から発せられる「がんばって！」という声の響きは、赤ちゃんの心に一生残り、生涯に渡って、どんなにつらく悲しいことがあっても諦めずがんばろうという精神を育ててくれるのです。ただし逆に、このときに叱ってしまうと、心の傷となって残り、生涯弱気な性格な上にマイナス思考になってしまい、発展性が望めない人間になってしまう可能性があります。くれぐれも肝に銘じてください。

(2)人に好かれる性格

人に好かれる人間になるには、人を好きになることが肝心です。そのためには同年齢の子供と一緒に遊ばせることが重要です。昨今は少子化が著しく、周囲に子供自体が少ない環境かと思いますが、できるだけ探してみてください。私の身近にもわざわざ遠方まで出かけて、我が子と同じくらいの年齢のお子さんを探して遊ばせるという人がいるくらいです。なにしろ、1〜2歳のこのタイミングを逃してしまうと人見知りをするようになり、大人になってからも人と人との付き合いが苦手になってしまう可能性が高いのです。この年頃はたった数ヶ月の生まれの違いで成長差が出てしまうので、やはり可能な限り年齢・月齢が同じか近いお子さんと遊ばせることで、好感度の高いパーソナリティの形成が期待できるでしょう。

人と親しく付き合える距離感を得るためにはこの時期が重要であり、年齢を経れば経るほど、逆に人付き合いが苦手になってしまうことでしょう。

❸2〜3歳の育て方

この2〜3歳における育て方が、特に重要と考えています。2歳以降に形成される人と人の関係性によって、将来の人格が決まってしまう可能性があります。

⑴天才脳

実は2歳前後からは、特に両親や自分の面倒をみてくれた人の性格に大きく影響を受けてしまい、保育士さんなどの影響も大きいようです。それだけ面倒をみてくれる人を師匠のように見習って育つということなのです。いい換えれば面倒をみてくれる人次第で大きく左右されてしまうということですね。

ここで面倒をみてくれる人というのは、睡眠時を除く接触時間が一番長い人のことです。そしてこの面倒をみてくれた人の性格に大きく影響を受けるということになります。たとえば、成人になってから楽天家、悲観主義者、愛情深い人、冷淡な人、信頼できる人、疑い深い人等になるのは、この2~3歳の時期におもに面倒をみてくれた人の性格に大きくよるものと考えていいでしょう。誰におもに面倒をみさせるかという育児態勢については、各家庭それぞれに事情はあるかと思いますが、赤ちゃんの将来において大変重要なことなので、ご配慮いただければと思います。

次にこの時期は言葉を覚えることにおいて特に重要であると同時に、いろいろなことに関する興味（好奇心）も大きく上昇してきます。それに応じて多くのことを経験させてあげましょう。そうすることで脳の成長・発達に大きく作用することが考えられます。

また、好んで両親や周りの人たちの言動を一生懸命モノマネしたがる時期でもあります。これも脳の成長にとって重要なことですので、うまくできたら褒めてあげてください。そうされることでますますモノマネも上手になり、天才脳に育つために大きく役立つのです。

⑵人に好かれる性格

前述のように、人に好かれる性格になるためには、幼少期における人と人の交わりの体験が一番大事になってくると思います。そのためにはとにかく、ご近所や両親の友人家族との交流が大切になってきます。筆者も子供の頃、父親の友人が毎晩のようにわが家に来ていたことや、知人の家族同士の付き合いで頻繁に行き来していたことなどを覚えています。当時、親とは別に子供同士での付き合いをして、長じた今もまた子供同士の付き合いが続いていますが、自分の人間形成にとって非常によい影響を与えてもらえたと思っています。大事ですね、子供同士の付き合い。

そしてそれも含めてこの時期に最も大事なのは、家族ぐるみの付き合いだと思います。筆者もその当時の友人も、彼の父親には大変お世話になったと今でも感謝しています。その中で大事なのは、できるだけ身なり服装、言葉遣い、遊び方など、子供同士で同じ行動をとらせることです。ここで協調性を養うことによって、将来人付き合いが苦手な人間になることを回避できます。

一方ではある種の特別な意識から、「うちの子は一般の子供とは違う」といって、わざわざ別行動をさせる親がいますが、それこそ親の身勝手です。ここで協調性を持ち、友情を育むことのできた子供のほうが先々幸せだと私は考えています。

❹3歳〜小学校入学までの育て方

近年では、幼稚園や保育園へ通う子供たちがほとんどだと思いますが、私の時代にはまだまだ少なかったです。それでも私は1年間だけ保育園へ通わせてもらい、おかげでそこでいろいろな知識と体験を得、友達に恵まれました。その当時の友達とは現在でも付き合いが続いています。

(1) 天才脳

この頃になると、いよいよ精神的にも独り立ちしたいという意欲が湧いてきます。その際には親は出しゃばらないで、子供の好きなようにさせてください。ここで自立心の芽を摘んでしまうようなことをすると、一生何かに依存する性格になってしまうかもしれません。

また、私自身記憶にありますが、この年頃にはなぜかありもしない作り話を周りにしてしまうことがよくあります。でもこれは大人のいわゆる嘘とは異なるのです。つまり、溢れ出る想像力で物語を作ってしまうのです。実際、子供心にもこの想像力による夢の世界と現実とは区別がついておらず、自分でもその境界線があいまいだったように記憶しています。

さて、ここで大事なのは、両親や周囲の人がこの空想を抑えつけ、無理に正してはいけないということです。もしそうすると、この空想力を奪ってしまうことになり、子供の将来の可能性を大きく狭めてしまうことにもなりかねません。逆にその空想話を熱心に聞いてあげたり、さらに想像力を掻き立てるような本の読み聞かせやお話をしてあげることで、ますます子供のイマジネーションは広がり、将来的に芸術家や作家、音楽家など素晴らしい未来が広がることも考えられるのです。

(2) 人に好かれる性格

前述のように現在では、多くの子供たちは幼稚園や保育園に通っています。これはほとんどの子供たちにとっては素晴らしい環境だと思います。しかしながら、ときには園児同士のイジメや仲間外れの問題が起こることもあり得ます。基本的にこれらは保育士さんの目の届かない陰で行われることが多いため、なかなか表沙汰になることがありません。保育士さんも限られた人員ですべての園児の振る舞いを把握するのは難しいということもあるでしょう。そこでやはり、親が日頃の子供とのやりとりを通して気づくことが求められると思います。その中で、何か問題を抱えている子供は必ず、その表情や目線、声質において変化を見せ、また急に甘い食べものを好みだしたり、閉じこもって一人になりたがるなどの異行動をとるようになるので、それに敏感に気づくことで問題解決に繋げていきましょう。

また聞くところによると、怪しいと感じた親が子供に録音機や隠しカメラを持たせて園内の状況を把握し、その後親子できちんと話し合うことで、問題解決に導いたというケースもあるようです。親子間の愛情と信頼関係の大切さを感じさせる話ではないでしょうか？

ただ、イジメに関しては、こんな特別なケースも……？

実は筆者は、この3歳〜小学校入学までの時期、逆にイジメる側の人間でした。

当時、家も近く、同じバスに乗って同じ保育園に通っていた友人がいたのですが、彼の家はお金持ちですべてにおいて恵まれていて、そのことに妬み嫉みを抱いた私がことあるごとに意地悪をしてしまったのです。しかし、小学校入学以降は別々の学校に通ったため会うこともほとんどなくなりました。その後彼も偉くなり、政治家として全国で倫理法人会の講演などをするようになったのですが、その講演で、子供の頃に私にイジメられ、その後の人生が変わったというような話をしていたのです。今では私に感謝しているとも。私は恥ずかしい反面、意外に思いましたが、これはあくまで想像ではありますが、今や彼は常に社会の平等を訴えるリベラルな政治家であり、ひょっとしたら幼い頃に私にイジメられたことで金持ちで尊大ぶった自分のことを省みたのかもしれません。

このような話をして、決してイジメを正当化するものではありませんが、人と人との付き合いというのは本当に意外性に満ちて、面白く素晴らしいものだなあと感じたものです。

❺小学校・中学校・高校以降の育て方

筆者の人生においても学生時代は大きな転換期でした。その間に遭遇したいろいろな経験が人生を変えたと思っています。小学校時代は2年間に渡って1年ずつ、二人の担任教師からイジメられました。まず一人目は3年生のとき、筆者の母親の同級生の男性教師でした。彼は筆者の家にもたびたび来ており、入学前の私のことを知っていていつもバカ扱いされていました。まあ、私としてはそれほど気にしていなかったと思っていますが、二人目の4年生のときの担任の女性教師からはかなり酷いイジメを受けたことを覚えています。たとえばクラス内の学級委員長などの選挙でも、「小峰くんはダメです！」と一刀両断し、筆者のことをことごとく否定し、引きずり下ろそうとするのです。偶然その担任も母親の同級生だったので、当時母親にこの担任のことを訴えると、やはり女学校時代にとても仲が悪かったという話でした。私としてはどうにも理不尽な思いに駆られたものですが、そんな中、ただ一人私を助けてくれたのが理科の先生だったのです。

(1)人のよいところを見つける

その先生が筆者を助けてくれた理由が、私には理科の才能があるからというものでした。確かに私は理科が好きで、夏休みの自由研究など独自でユニークな取り組みをしていたものですが、当然、才能があるなどとは微塵も思ってはいませんでした。でも、このことをきっかけに、私は人の才能やよいところを見つけることの尊さを知り、自分でもそれに楽しみを見出していくようになったのではないかと思います。

そしてその後、歯科医師会に入会したときに、筆者の人の利点を見つける能力を見出し、いろいろと指導してくれた心の父親のような存在ともいえる岩田正先生と出会うことができました。しかし筆者は、その人生の師匠のような人を裏切るようなことをしてしまったのです。なのに岩田先生は「小峰くんのミスは私の責任だ！」といってくれたのです。以来、どんなことがあっても、自分を信じてくれた人を裏切ってはいけないと心に誓いました。また岩田先生はこんなこともおっしゃっていました。「人のよいところさえ見ていれば、人殺しとでも付き合える！」

と。つまり、自分のよいところを認めてくれる人を、相手は決して裏切らないということのようです。

人のよいところを見つけることで、自然に確かな信頼関係を築いていく……私の中で人付き合いにおいて最も大切な姿勢であるといえます。

⑵信頼関係を持つ

では確かな信頼関係を持つにはどうしたらよいでしょうか？　私は、とにかく相手を信用することに尽きると思っています。もちろん、今のご時世、何でもかんでも簡単に信用して騙されてはいけませんが、前述の岩田先生もよく「人を騙すよりは騙されるほうがましだ」といっていました。実は人を騙すほうが精神的に辛いものだと。以来、筆者も騙すよりは騙されるほうに、と思うようになりました。そして一方では簡単に騙されないように気をつけると同時に、筆者は被害が小さく済むのであれば（ローリスク）、逆に騙される経験も必要かとも思ったりするのです。その経験が役に立ち、結果として真の信頼関係が理解できるようになるのではないでしょうか。

(3)人のために行動する

よく「自分のためではなく、他の誰かのためならがんばれる」という話を聞くことがありますが、それはそのとおりだと思うのです。筆者は昔、地元で少年サッカーチームを作ったのですが、その練習後に、子供たちと保護者の方たちに市内清掃などいろいろなボランティア活動をさせました。すると皆、嫌がるどころか率先して取り組み、その喜び方と満足感たるや相当なものがあったようです。つまり本来、人というものは人の役に立つことで喜びを感じる生きものなのです。

筆者もこれまで、いろいろなボランティア活動をしてきました。若い頃から国際交流の一環として世界中から子供たちを呼び招き、家をホームステイ先として提供しホストファミリーを数十年務めてきました。最近では国際貢献の一環として、途上国の無医村などでの歯科治療に当たっています。現地の皆さんから感謝されるとこの上なく嬉しく気分がハイになり、この活動以上に生きがいを感じることなどないと思ったりするほどです。

もちろん、私のような医療ボランティア活動でなくてもいいのです。ただ単純に、周りの人たちや友人が喜ぶことをしてあげるだけで幸せを感じるものです。ウソだと思うのなら、試しに一度実践してみてください。本当に充実感を覚えることができると思います。

そんなわけで、私も日頃の診察で患者さんの喜ぶ顔を見るのが楽しいあまり、いつ引退しようかと迷ってしまっているくらいです。

(4)人前では悪口をいわない

私の身内で、人の悪口を頻繁にいう者がいたのですが、とにかくそれが嫌で嫌で仕方ありませんでした。悪口というのは、この世の心地悪さの代表だと思います。また、さらにタチが悪いのが、人の悪口をいう人は、逆に本人の前ではいわずに褒めることが多いということです。意外にこのパターンの人が多いと思いませんか？

これをフレネミーといって、フレンド（友達）とエネミー（敵）が一緒になった人、つまり友達のふりをした敵のことをいいます。これこそ人と人の信頼関係を邪魔する最悪の存在であり、これならむしろ人の悪口しかいわない人のほうがまだましだと思えるくらいです。まあそれは極端だとしても、とにかく人の悪口をいわないよう心がけることが、信頼関係構築のために最低限必要だと考えます。

(5) プラス思考

誰しもが楽しい人生を歩みたいものと思いますが、そのために大事なのは楽しい雰囲気の中に入ることであり、それはすなわち楽しい人と一緒にいることだと思います。それでは楽しい人とは一体どのような人でしょう? それはズバリ、プラス思考の人だと考えます。プラス思考の人の周りには多くの人が集まり、逆にマイナス思考の人の周りからは離れていくものです。プラス思考になることで、本人もその周りの人も人生が楽しくなっていくでしょう。

また、この考え方は健康面にも大きく影響すると考えられます。

マイナス思考とは、言い換えれば心配性ということになるかと思いますが、この心配性の人ほど病気になりやすいのです。たとえば「がんになったらどうしよう?」と憂えるより「がんになったときに考えればいい!」と楽観的に考えられる人のほうがむしろがんになりにくいのです。つまりがんをはじめとする病気は心配する人ほどなりやすくなってしまうものなのです。

健康の鍵はプラス思考が握っているといえるかもしれません。

体罰について

体罰については、筆者も自分の子供たちに対して加えたことがあり、そのたびに悩んだり後悔したこともあります。それは、そのときは悪いことをした子供たちに対して、親として「この子の将来を考え正しく矯正しなければ」という一念のもと、内心ではかわいそうと思いながらも、「心を鬼にして」体罰を下しているわけですが、果たして実際、子供たちは自分が悪いことをしたという認識があるだろうか?と自問する部分があるからです。当然、頭ごなしに怒っても、自分たちがやったことの何が悪かったのかを理解していない可能性が高く、そうならないために私はまず、子供たちにしっかりと説明できていただろうか？　ということです。

仮に、悪いことをしたという認識がないまま、叱られ体罰を受けたらどうなるでしょうか？　子供たちは自分より体格の大きい人や力の強い人であれば、いい悪いに関係なく暴力で自分たちの好きにできてしまうと勘違いしてしまうかもしれません。その場合最悪、両親から受けた体罰は普段最も信頼している存在だからこそ、逆に一生の恨みとして心を深く傷つけるかもしれません。またさらに家庭内でそのまま体罰が続き、当たり前のようになってしまうと、自分より下の弟や妹、周囲にいる年下の子供に対してまで平気で体罰を下すようになるでしょう。

また、海外においては、よく映画やドラマなどでもお尻を叩く体罰のシーンが見受けられますが、そういう習慣の国々では、殺人やＤＶ、幼児虐待などの暴力行為が特に多いという統計が発表されています。さらに社会に出てからも、部下や立場が下の人間に対して虐待やハラスメント（嫌がらせ）行為をするようになるともいわれています。つまり、大人になって虐待やＤＶ、ハラスメント行為を行う人間は、幼少期に体罰を受けていた可能性が高いということなのです。いわゆる〝負の連鎖〟です。

結局、〝負の連鎖〟しか生み出さない体罰よりも、先に触れたように子供たちのよいところを見つけてひたすら褒め、褒められないことはしないように根気強くい聞かせるという方法のほうがよいと思うのです。そしてその過程で体験し、会得する〝根気強さ〟は、将来的に人と人の付き合いが上手になるために重要な役割を果たしてくれることでしょう。

まとめ

今回の内容は、これまで私が執筆してきたものと違い、妊娠出産・子育てに特化したテーマということで、筆者が男性であるということも鑑みるとかなり特殊であり、正直、当初私自身も戸惑いがありました。しかし、アメリカのジャッキー・ブッセ先生の革新的な講義内容を目の当たりにし、ぜひ日本の皆さんにもこれら衝撃的な事実を知ってほしいと願い、自身の専門分野である歯科や食事療法の知識も交えながら自分なりの視点で書かせていただきました。

筆者の子供たちも妊娠については悩んでおり、自分たちでもいろいろ勉強していたようです。その中でも体温と妊娠の関係は有意なデータが出ていたようでした。何にしろ、体温上昇が健康に繋がることは間違いありませんので、ぜひ実践していただければと思います。

しかし、アルカリ性体質については、海外で文献を見つけたぐらいで、日本国内ではほとんどその重要性に触れたものは存在しませんでした。詳しくお知りになりたい方は、ぜひ私の前著『免疫力が上がるアルカリ性体質になる食べ方　すべての病気の原因は酸性体質にあった！』をご参照ください。

そして妊娠の成否のみならず、妊娠中・出産後・補完食・幼児食……など、すべての食生活が歯と体の健康にも大きく関与しているのです。それぞれの時期における食生活を正しく見直してほしいと願っています。

〈重要ポイント〉

①妊娠するには↓アルカリ性食品の摂取
②流産を防ぐには↓化学薬品と食品添加物を避ける
③順調に妊娠を維持するには↓化学薬品と食品添加物の非摂取と歯を育てる栄養素の摂取。また出生後の赤ちゃんの健康を考えて砂糖含有食品の非摂取
④よい産後のためには↓母乳分泌のための低リン高カルシウム食（乳製品は高リン食です！）
⑤赤ちゃんの健康にとって効果的な補完食↓可能なら満1歳後にスタート。あくま

で野菜、果物が中心。お粥等の炭水化物は必要なし

⑥母乳の摂取期間↓できる限り3歳まで

⑦幼児期の一般食の注意点↓3歳までは一切の動物性タンパク質、化学薬品・食品添加物を極力摂取しないこと

これら①～⑦の食生活の基本を守ることが病気知らずのアルカリ性体質を作り、生涯の健康にも寄与するものと考えます。

おわりに

今回の出版は、日本の従来の産科学、育児常識とはかなり異なる内容です。それでもあえて執筆したのは、アメリカの小児科医であるジャッキー・ブッセ先生が訴え続けていた「人の生涯の健康は3歳になるまでの食生活と生活習慣によって左右される」という画期的で衝撃的な研究発表に私が感銘を受け、日本でもそれに基づいた早期からの抜本的な取り組みをしていかないと、やがて日本人は病人だらけになってしまうと危惧したからです。また、私自身が孫を持つ身となり、ごく身近で赤ちゃんという存在と触れ合うことでその愛おしさと大切さを実感したことも、大きなモチベーションとなったことは間違いありません。

そこで、これまで私の2冊の著書を出してくれた出版社に話した末の本書の刊行となったわけですが、さすがに当初、私の専門外であることと、そのあまりにも日本の産科学と小児科領域の現状とは正反対の内容に、実現は難しいかと思っていました。しかし、ディスカッションを重ねるうちに理解を得、テーマ自体の意義に賛同してくれたことはもちろん、この主張が私の提唱する「アルカリ性体質健康理論」を大きく裏づける意味合いを持っているとのことで、ようやく陽の目を見ることができたわけです。

ジャッキー・ブッセ先生のこの大いに意義ある主張は、今着実にアメリカで広まりつつあります。私としてもこの内容を、ぜひ日本でも多くの方に知っていただいて、健康な赤ちゃんの誕生と成長、そしてその先の将来の病気のない社会の実現へとつなげ、わずかながらでも後世のために貢献したいと願ってやみません。

最後までお読みいただき、ありがとうございました。

2024年10月　小峰一雄

おもな参考文献

① W. Enos, et al. (JAMA) 1953. W. Enos, et al. (Am J Card), 1962 Strong, J, et al (J of Atherosclerosis), 1960. Strong J, (JAMA) 1986: Heart Disease Starts in Childhood

② M Maynard, D Gunnell, P Emmett, S Frankel, G Davey Smith：Fruit, vegetables, and antioxidants in childhood and risk of adult cancer: the Boyd Orr cohort：J Epidemiol Community Health 2003; 57: 219-225

③ Theodore T. Zuck：The relarion of basal body temperature to fertility and sterility in women：Dec 1938

④ 小峰一雄：「免疫力が上がるアルカリ性体質になる食べ方　すべての病気の原因は酸性体質にあった!」 2022年：ユサブル刊

⑤ Jameson Kowalczyk：How pH Levels Impact Pregnancy Risk (and Prevention)：Medical Reviewed in Jan 2023

⑥ Diran Chamoun ：" Why pH Regulation is So Important For a Healthy Pregnancy"

⑦ Fiona Mathews, Paul Johnson, Andrew Neil: You are What Your Mother Eats: Evidence for Material Preconception Diet Influencing Foetal Sex in Humans, August 2008

⑧ Katherine Marengo LDN, R.D.: Can I Change My Diet to Conceive a Boy?: Healthline

⑨ ジョン・メディナ（栗木さつき訳）：「100万人が信頼した脳科学者の絶対に賢い子になる子育てバイブル」 2020年：ダイヤモンド社刊

⑩ CDC：Pregnancy and Oral Health

⑪ Rejina Shrestha, Shaili Pradhan, Gehanath Baral：Prevalence of Gingivitis in Second Trimester of Pregnancy: Augast 25th, 2020

⑫ Ji Min Lee, Teo Jeon Shin：Use of local anesthetics for dental treatment during pregnancy; safety for parturient

⑬ Jayakumar Jayaraman, BDS, MDS, FDSRCS, MS, PhD; Local Anesthesia in Pediatric Dentistry

⑭ 坂本春生：「歯科処置に関連した菌血症と感染性心内膜炎、抗菌薬予防投与の現在地」 2018,1,8

⑮ 相澤 聡一、小峯志保子：「歯科領域の細菌感染症」：2018

⑯ 歯原性菌血症：ザ・クインテッセンス2014,3
⑰ 小川 智久：「口腔細菌がおよぼす全身への影響」モダンメディア63巻8号2017
⑱ M Million, M Maraninchi. M Henry, F Armougon, et-al:Obesity-associated gut microbiota is enriched in Lactobacillus reuteri and depleted in Bifidobacterium animalis and Methanobrevibacter simithii: International Journal Obesity 2012 Jun 36(6) 817-825
⑲ Robert O Young：Alkalizing Nutritional Therapy in the Prevention and Reversal of any Cancerous Condition
⑳ Adda Grimberg：Mechanisms by which IGF-1 May Promote Cancer: Cancer Biol Ther. 2003 Nov
㉑ Thurkaa Shanmugalingam, Cecillia Bosco, Anne J. Ridley, and Mieke Van Hemelrijck：Is there a role for IGF-1 in the development of second primary cancers?：Cancer medicine 2016 Nov. 5(11) 3353-3367
㉒ Oxford Population Health CEU：Study of almost 400,00 confirms that higher blood levels of IGF-1 are a risk factor for several types of cancer：15 Sep 2020
㉓ Thomas E. Levy : Death by Calcium：2013
㉔ 平田忠：「十二指腸内高張ブドウ糖溶液注入による胃液分泌抑制とグルカゴン」
㉕ Nancy Appleton: 146 Reasons Why Sugar is Ruining Your Health
㉖ ベンジャミン・スポック：「スポック博士の育児書」1997年：暮しの手帖社刊
㉗ 小峰一雄：「あの先生のライフスタイル」アポロニア21、Jan 2022
㉘ 於保哲外：「大丈夫。あなたは必ず治る　心の病を回復した12のストーリー」2022年：素朴社刊
㉙ Jillian Mckoy: Risk of Miscarriage May Increase during the Summer: School of Public Health Boston Uni. June 29,2022
㉚ https://www.hiro-clinic.or.jp/nipt/advanced-maternal-age/#:~:text=高齢出産の場合、流産,起こるケースがほとんどです%E3%80%82
㉛ The Lancet：Miscarriage: worldwide reform of care is needed：Apr 26 2021
㉜ Sugiura-Ogasawara M, Suzuki S, Ozaki Y, Katano K, Suzumori N, Kitaori T. Frequency of recurrent spontaneous abortion and its influence on further marital relationship and illness: The Okazaki Cohort Study in Japan. J Obstet Gynaecol Res. 2013; 39: 126-31.
㉝ 安達知子監修：「はじめてママ&パパの妊娠・出産」64-68：2017年：主婦の友社刊
㉞ 日本産婦人科医会：「妊産婦メンタルヘルスマニュアル」2021年：中外医学社刊

㉟ Astha Dayal：Painless Normal Delivery – Is it Possible?

㊱ 社会保障審議会医療部会：「無痛分娩の実態把握及び安全管理体制の構築について」H30 4月11日

㊲ Nutrition Science：Notes from PBNHC 9-10

㊳ Suchitra K. Hourigan, Maria Gloria Dominguez-Bello, Noel T. Mueller：Can material-child microbial seeding interventions improve the health of infants delivered by Cesarean section?

㊴ Maria G. Dominguez-Bello, Kassandra M. De jesus-Laboy, Nan Shen, Laura M. Cox, Amnon Amir. Et al：Partial restoration of microbiota of cesarean-born infants via vaginal microbial transfer: 2016 Oct

㊵ 藤田紘一郎：「こころとからだの免疫学」2012. 8巻2号

㊶ 藤田紘一郎：「清潔はビョーキだ」2001, 1月

㊷ 日本歯周病学会：「歯周病と全身疾患」76-87, 2017,4,1

㊸ 日本歯周病学会：「歯周病と全身の健康」96-99,2016,3,25

㊹ ジョージ・E・マイニー：「虫歯から始まる全身の病気」2008年：恒志会刊

㊺ ナターシャ・キャンベルーマクブライド：「GAPS腸と心の症候群」2016年：Natural Healing Artists, Inc.刊

㊻ Jennifer Ouelletee：Hate broccoli and cauliflower? Your microbiome might be partially to blame：Nov 3 2021

㊼ 城谷昌彦：「腸内細菌が喜ぶ生き方」2019年：海竜社刊

㊽ Leanne Edermaniger：9Ways Gut Bacteria And Mental Health, Probiotics And Depression Are Linked：3 Jul 2021

㊾ CDC：Frequently Asked Questions (FAQ' s): Vitamin K and the Vitamin K Shot Given at Birth

㊿ Zimeng Zhang, Linxia Liu, Chuan Liu, Yumei Sun, Dawei Zhang：New adspects of microbial vitamin K2 prodaucton by expanding the product spectrum：Microbial Cell Factories 20, 84, 2021

51 https://www.betterhealth.vic.gov.au/health/healthyliving/vitamin-k-and-newborn-babies　ビタミンK2は経口投与はあまり効果が無い

52 Kher P, Verma RP.：Hemorrhagic Of Newborn

53 Anne Eglash：Breastmilk Changes During Prolonged LactationThe ; What' s in it?：Dec 17 2018

54 Neil Z Miller, Gary S Goldman：Infant mortality rates regressed against

number of vaccine does routinely given; Is there a biochemical or synergistic toxicity?：2011 Sep;30(9): 1420-1428
⑮ Alexander J Audette：Comparison of Traditional Indigenous Diet and Modern Industrial Diets Link to Ascorbate Requirement and Status：20 Dec 2020
⑯ University at Buffalo：High-carb intake in infancy has lifelong effects, study finds：Mar 19, 2013
⑰ Denis Campbell：Children risk cancer by eating salami and ham, warns charity：17 Aug 2009
⑱ William Raphael, Lorraine M. Sordillo：Dietary Poly unsaturated Fatty Acids and Inflammation; The Role of Phospholipid Biosynthesis；2013 Oct 22
⑲ Feng, Rui-Mei et al：Dairy products linked to increased risk of cancer：2019 1-12
⑳ Flora Southey：Fresh research links dairy products to increased risk of cancer：16 May 2022
㉑ Neal Barnard：Food for Life：1994

小峰一雄 Kazuo Komine
1952年生まれ。歯学博士。城西歯科大学（現明海大学歯学部）卒。小峰歯科医院理事長（埼玉県比企郡）。45年前に開業して間もなく、歯を削るとかえって歯がダメになる事実に直面し、以来「歯を削らない、抜髄しない」歯科医師に転向。独自の予防プログラムを考案するとともに、食事療法、最先端医療を取り入れた治療を実践している。歯を削らずに虫歯を治療する「ドックベストセメント療法」の日本における第一人者としてメディアでの露出も多数。現在は、ドックベストセメント療法を広めるセミナーを各地で開催するほか、東南アジアにてボランティア活動を展開。2015年、ラオス・ヘルスサイエンス大学客員教授に就任。日本全身歯科研究会会長、Kデンチャー研究会主催。著書に『名医は虫歯を削らない　虫歯も歯周病も「自然治癒力」で治す方法（竹書房刊）』『自然治癒力が上がる食事　名医が明かす虫歯からがんまで消えていく仕組』『免疫力が上がるアルカリ性体質になる食べ方　すべての病気の原因は酸性体質にあった!』（ともにユサブル刊）などがある。

わが子を病気知らずの
アルカリ性体質にする食事法
出産・子育て！ 名医が教える子供にとって最高の腸内細菌の育て方

2024年11月7日初版第一刷発行　検印廃止

著者　小峰一雄
発行人　松本卓也
編集人　赤坂竜也
発行所　株式会社ユサブル
〒103-0014　東京都中央区日本橋蛎殻町2-13-5　美濃友ビル3F
電話：03（3527）3669
ユサブルホームページ：http://yusabul.com/
印刷所　株式会社シナノパブリッシングプレス

ISBN978-4-909249-61-6
定価はカバーに表示してあります。
落丁・乱丁本はお手数ですが小社までお問い合わせください。